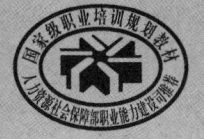 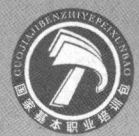 国家职业技能等级认定培训教程
国家基本职业培训包教材资源

社群健康助理员

（四级）

编审委员会

主　任	吴礼舵	张　斌				
副主任	刘文彬	葛　玮				
委　员	葛恒双	赵　欢	王小兵	张灵芝	刘永澎	吕红文	张晓燕
	贾成千	高　文	瞿伟洁			

本书编审人员

主　编	刘建军	郭　清				
副主编	丁　立	孙昌杰				
编　者	韩　刚	张　宇	吴建兵	冷志伟	王晓迪	赵金萍	赵静雪
	芮　闯	孙立新	殷晓峰	刘静男	刘金洁	

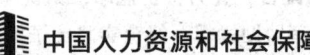
中国人力资源和社会保障出版集团

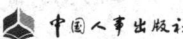

图书在版编目（CIP）数据

社群健康助理员. 四级/中国就业培训技术指导中心，人力资源和社会保障部职业技能鉴定中心组织编写. -- 北京：中国劳动社会保障出版社；中国人事出版社，2023
国家职业技能等级认定培训教程
ISBN 978-7-5167-5737-6

Ⅰ.①社… Ⅱ.①中…②人… Ⅲ.①社区-医疗保健-职业技能-鉴定-教材 Ⅳ.①R1

中国国家版本馆 CIP 数据核字（2023）第 011416 号

中国劳动社会保障出版社
中国人事出版社
出版发行

（北京市惠新东街 1 号　邮政编码：100029）

*

北京市艺辉印刷有限公司印刷装订　新华书店经销
787 毫米×1092 毫米　16 开本　15 印张　244 千字
2023 年 2 月第 1 版　2023 年 2 月第 1 次印刷
定价：46.00 元

营销中心电话：400-606-6496
出版社网址：http://www.class.com.cn

版权专有　侵权必究
如有印装差错，请与本社联系调换：(010) 81211666
我社将与版权执法机关配合，大力打击盗印、销售和使用盗版图书活动，敬请广大读者协助举报，经查实将给予举报者奖励。
举报电话：(010) 64954652

前　言

为加快建立劳动者终身职业技能培训制度，全面推行职业技能等级制度，推进技能人才评价制度改革，促进国家基本职业培训包制度与职业技能等级认定制度的有效衔接，进一步规范培训管理，提高培训质量，中国就业培训技术指导中心、人力资源和社会保障部职业技能鉴定中心组织有关专家在《社群健康助理员国家职业技能标准（2021年版）》（以下简称《标准》）制定工作基础上，编写了社群健康助理员国家职业技能等级认定培训教程（以下简称等级教程）。

社群健康助理员等级教程紧贴《标准》要求编写，内容上突出职业能力优先的编写原则，结构上按照职业功能模块分级别编写。该等级教程共包括《社群健康助理员（基础知识）》《社群健康助理员（四级）》《社群健康助理员（三级）》《社群健康助理员（二级）》4本。《社群健康助理员（基础知识）》是各级别社群健康助理员均需掌握的基础知识，其他各级别教程内容分别包括各级别社群健康助理员应掌握的理论知识和操作技能。

本书是社群健康助理员等级教程中的一本，是职业技能等级认定推荐教程，也是职业技能等级认定题库开发的重要依据，已纳入国家基本职业培训包教材资源，适用于职业技能等级认定培训和中短期职业技能培训。

本书在编写过程中得到中联企业管理集团、中联研究院、浙江中医药大学、中关村新智源健康管理研究院、中国疾病预防控制中心、首都医科大学、北京藏象教育科技集团有限公司、杭州师范大学等单位的大力支持与协助，在此一并表示衷心感谢。

中国就业培训技术指导中心
人力资源和社会保障部职业技能鉴定中心

目 录 CONTENTS

职业模块一　健康档案管理 ··· 1

　培训项目 1　健康档案管理概述 ··· 3
　　培训单元 1　健康档案 ··· 3
　　培训单元 2　健康档案的管理 ·· 5
　　培训单元 3　社群健康档案管理的特点与要求 ························· 7

　培训项目 2　健康档案建立 ··· 9
　　培训单元 1　个人基本信息及健康风险信息 ··························· 9
　　培训单元 2　健康档案封面和个人基本信息表 ······················ 12
　　培训单元 3　电子健康档案建立 ··· 17

　培训项目 3　健康档案使用 ··· 20
　　培训单元 1　健康档案使用的场景与管理要求 ······················ 20
　　培训单元 2　健康基本信息的意义及其应用 ························· 22
　　培训单元 3　健康相关问题信息提醒服务 ···························· 25

　培训项目 4　健康档案维护 ··· 28
　　培训单元 1　健康档案整理 ··· 28
　　培训单元 2　健康档案资料补充与更新 ································ 31

职业模块二　健康科普教育 ·· 35

　培训项目 1　健康知识宣教 ··· 37
　　培训单元 1　卫生健康宣教的内容 ······································· 37
　　培训单元 2　卫生健康宣教知识的获取及更新 ······················ 39

　培训项目 2　健康科普教育实施 ·· 42
　　培训单元 1　健康教育资料传播 ··· 42
　　培训单元 2　健康宣教活动实施 ··· 49

1

职业模块三 健康咨询 63

培训项目 1 健康咨询需求获取 65
培训单元 1 识别确定健康咨询对象 65
培训单元 2 分析咨询者健康咨询需求 74
培训单元 3 选择健康咨询技巧和方法 80

培训项目 2 健康咨询服务 84
培训单元 1 个人健康咨询 84
培训单元 2 公共卫生问题咨询 89

培训项目 3 健康咨询跟踪管理 93
培训单元 1 健康咨询服务记录 93
培训单元 2 咨询服务档案的归档与保存 98

职业模块四 诊疗协助 101

培训项目 1 导诊服务 103
培训单元 1 患者引导服务 103
培训单元 2 医患匹配服务 116
培训单元 3 现代化导诊技术 118
培训单元 4 就诊前常规准备工作 120

培训项目 2 陪诊服务 123
培训单元 1 陪诊前规划 123
培训单元 2 诊疗中协助 124

培训项目 3 健康访视 131
培训单元 1 访视的规划与准备 131
培训单元 2 健康访视沟通的方法与技巧 132
培训单元 3 访视记录与总结 137

职业模块五 健康促进协助 141

培训项目 1 生活方式健康促进 143
培训单元 1 慢性非传染性疾病信息汇总 143

培训单元2　个人健康状况评估 152
 培训项目2　职业健康促进 167
  培训单元1　职业卫生档案 167
  培训单元2　职业病危害因素的识别 168
  培训单元3　职业病危害因素的监测及上报 175
 培训项目3　环境健康促进 178
  培训单元1　自然环境健康促进 178
  培训单元2　室内环境健康促进 182
  培训单元3　社会环境健康促进 184

职业模块六　公共卫生事务协助 189

 培训项目1　卫生防疫 191
  培训单元1　常用消毒方法与消毒用具 191
  培训单元2　常用消毒剂的种类与使用方法 196
  培训单元3　消毒工作中的自我防护措施 200
 培训项目2　公共卫生事件服务 203
  培训单元1　公共卫生事件应急处置期的物资与供给 203
  培训单元2　公共卫生事件应急处置期生活物资的供给与发放 205
  培训单元3　公共卫生事件应急处置期的特殊生活需求 207
  培训单元4　常见的公共卫生事件安全风险因素 209
  培训单元5　公共卫生事件设施与日常维护 212
 培训项目3　食品安全 215
  培训单元1　食品安全风险识别与预防 215
  培训单元2　食品安全信息查询与咨询 218
  培训单元3　食品安全自我防护与救助 221
 培训项目4　意外伤害 224
  培训单元1　常见意外伤害基本知识 224
  培训单元2　常见意外伤害风险和处置 227

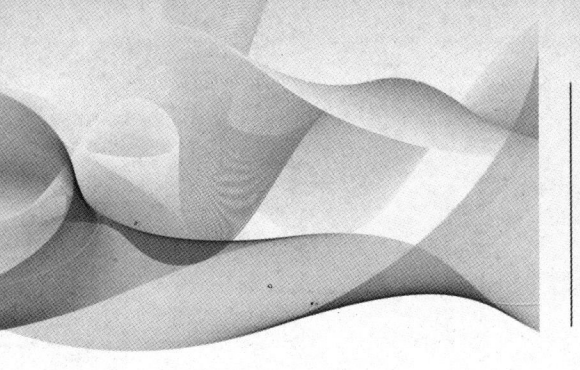

职业模块 一
健康档案管理

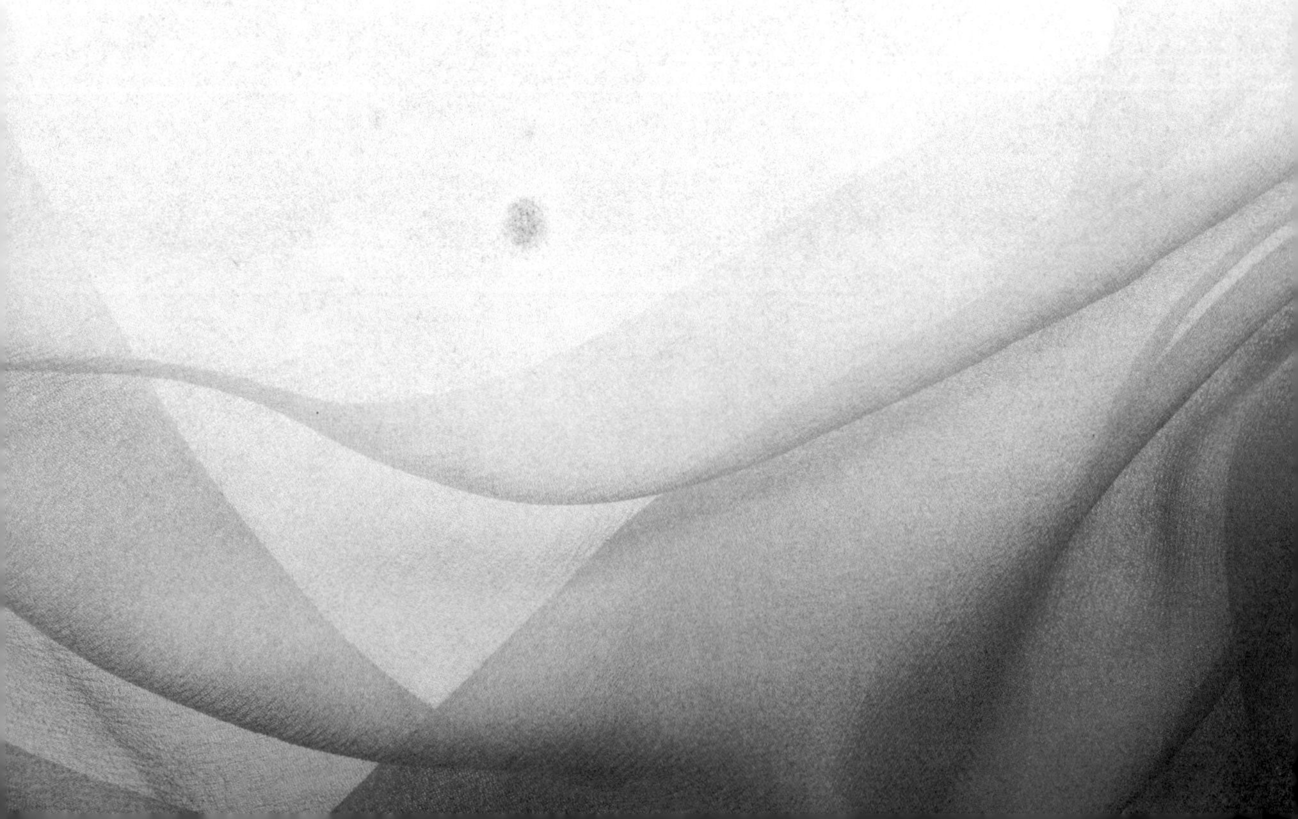

培训项目 1　健康档案管理概述

培训单元1　健康档案

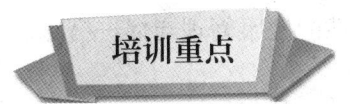

1. 了解健康档案的概念及分类。
2. 掌握健康档案的主要用途。
3. 了解电子健康档案的概念及特点。

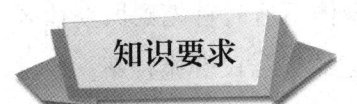

一、健康档案的概念

档案,是人们在政治经济和生产生活等各种社会实践中直接形成的记录,是一种历史文献,如地方志、桥梁档案、人事档案等。

健康档案,是指人们在全生命周期中形成的与自身健康相关的各种重要活动或事件的历史记录,如婴幼儿预防接种记录、学生健康档案、患者病历等。

二、健康档案的分类

健康档案可根据其应用的场所、内容、形式等特征进行分类,如医疗机构的患者病历、防疫机构的人员接种档案、特定行业的职业病档案以及职工或居民健康档案等。从广义上讲，各种与个人生命健康相关的历史记录，均可称为健康档案或健康档案的组成部分。

本教程所述的健康档案是指用于社群健康管理与促进等服务的个人健康档案。

三、健康档案的主要用途

1. 疾病诊治的参考

任何疾病的发生和发展，均同病人自身的基本健康状况、过往疾病和治疗情况、家族史以及个人的生活环境与行为方式有关。临床医生需要参考健康档案中的此类信息资料，结合相关的检验结果判断病因、评估病情、确定治疗方案。

2. 健康管理的依据

健康档案记录了个人健康相关事件的发生、发展和转归过程，社群健康助理员通过比较某一时期健康档案中社群或个人的健康资料和数据，可评估社群或个人的健康状况及变化趋势，有助于制定和实施更有针对性的健康管理与促进措施。

3. 科学研究的素材

健康档案记载着社群健康状况的变化过程以及相关健康管理与促进措施的实施成效，这些信息资料是卫生健康专业研究机构和人员进行科学研究的基础材料，相关的研究成果对国家和区域卫生健康政策的制定与调整具有重要的意义。

4. 公共卫生安全的预警

按照我国的分级诊疗政策及相关要求，鼓励居民身体不适时首先到城乡社区卫生服务中心（站）就医，并由医务人员将诊疗信息记载于居民健康档案。通过对某一时段健康档案调取数量、频次等现象进行观察分析，有助于相关人员及时发现就医人员体温升高、腹泻等症状/疾病的多发、群发态势，进而提示或预警传染病等公共卫生安全风险。

四、电子健康档案的概念及特点

电子健康档案又称电子健康记录，是人们在健康相关活动中直接形成的具有保存备查价值的电子化历史记录，其存储于计算机系统之中，具有安全保密性能。电子健康档案的主要特点有以下几方面。

1. 内容丰富

个人健康史以及个人在各种卫生服务体系接受健康服务的历史都需要在电子健康档案中以标准化的形式加以记录，包括家族史、疾病史、疾病治疗史、慢性病管理记录、健康保健记录等信息。

2. 检索方便

电子健康档案广泛应用电子信息技术,共享度高,经授权后可异地、多端口访问。同纸质档案相比,电子健康档案可以更加快速地进行检索查询。

3. 用途广泛

医疗卫生服务机构和个人都可以利用电子健康档案参与健康维护活动。对于医疗机构而言,可以依据个人健康信息更好地开展疾病诊疗、健康指导;对于卫生防疫部门而言,可以利用对健康档案数据的统计分析开展疾病防控、流行病筛查等工作,从而更好地维护民众健康;对于个人而言,可以便捷地检索自身健康信息,据此进行自我健康风险评估、调整健康行为。

4. 经济性好

电子健康档案的建立能够形成统一的、规范的、完整的、有序的个人健康数据集合,不仅能避免重复医疗检测、重复信息采集造成的医疗资源浪费,而且有助于改进医疗诊断技术、减少诊断错误的发生。

培训单元 2　健康档案的管理

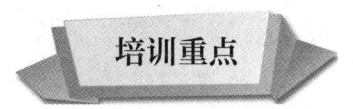

1. 了解健康档案管理的概念。
2. 了解健康档案管理的工作任务。
3. 掌握健康档案管理的原则与要求。

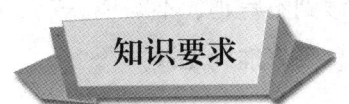

一、健康档案管理的概念

健康档案管理,是指人们对个人健康相关信息进行收集整理、开发利用和保存完善等活动的总称。

二、健康档案管理的工作任务

健康档案管理是社群健康助理员履行职业使命的基础性工作，主要包括3个方面。

1. 健康档案建立

健康档案建立，是指社群健康助理员按照相关规定为社群成员创建健康档案的过程。其主要任务是个人健康相关基本信息、风险因素信息的采集，个人基本信息表、健康档案封面的制作以及将上述信息录入电子健康档案管理系统等。

2. 健康档案使用

健康档案使用，是指由社群健康助理员本人或在医务人员指导下，对健康档案所载信息资料进行开发利用，为社群成员提供健康服务的过程。其主要任务是通过汇总分析信息资料发现异常情形，评估社群及个体健康状况以及识别、报告公共卫生安全风险线索等。

3. 健康档案维护

健康档案维护，是指社群健康助理员协助保存和完善健康档案的过程。其主要任务是规整和保存健康档案，补充更新相关信息资料以及参与电子健康档案管理系统的运行维护等。

三、健康档案管理的原则与要求

1. 健康档案建立的客观性与完整性

客观性原则，是指健康档案所记录的信息资料必须真实、准确、可靠；完整性原则，是指收入健康档案的信息资料应齐全、系统，不缺项、不遗漏。坚持健康档案建立的客观性与完整性原则应做到：

（1）建立健康档案时必须与服务对象当面沟通，及时厘清不确定的问题。

（2）必须按规程及逻辑循序渐进地采集信息资料，做到不跨越、不漏项。

（3）应当设置信息复核、确认的工作环节，确保信息采集准确无误。

2. 健康档案使用的专业性与严肃性

专业性原则，是指健康档案信息资料的使用必须严格遵循卫生健康行业的专业管理规章制度；严肃性原则，是指应用健康档案所载信息评估社群健康状况和识别、报告公共卫生安全风险，应当慎重稳妥、认真负责。坚持健康档案使用的专业性与严肃性原则应做到：

（1）坚守社群健康助理员的"助理"职业定位，在涉及医疗专业行为的服务事项中当好"配角"，不能越位。

（2）努力学习卫生健康专业知识，积极拓展履职的专业技能。

（3）按照规定的流程、机制和要求评估社群健康状况，报告公共卫生安全风险线索。

3. 健康档案维护的私密性与及时性

私密性原则，是指健康档案所涉及的信息资料属于个人隐私，必须依法予以保护；及时性原则，是指健康档案属于"活档案"，应适时将新的伤病诊治、健康体检等相关信息资料录入其中。坚持健康档案维护的私密性与及时性原则应做到：

（1）尊重个人隐私权，创建个人健康档案应获得服务对象的同意，在使用健康信息资料开展工作时应进行必要的脱密处理。

（2）严格执行健康档案调取、归还等管理制度，不允许无关人员涉及健康档案。

（3）定期进行健康档案的"盘点"，及时获取新的信息资料并录入健康档案。

培训单元3　社群健康档案管理的特点与要求

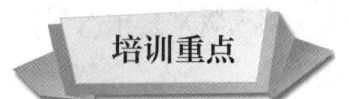

1. 了解社群健康档案管理的主要特点。
2. 掌握社群健康档案管理的基本要求。

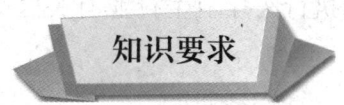

一、社群健康档案管理的主要特点

根据《社群健康助理员国家职业技能标准（2021年版）》的职业定义，相对于企事业单位人员和社区居民的健康档案管理，社群健康档案管理具有以下特点。

1. **稳定性与不确定性相结合**

社群成员既可能活动于工作单位、生活场所等相对固定的实体区域或居民社区，也可能活动于微信群等社交平台。为前者提供服务大多可安排在正常的工作日，而为后者提供服务就可能没有时间、场所的限定，具有较大的不确定性。

2. **线下服务与线上服务相结合**

"运用卫生健康及互联网知识技能，从事社群健康档案管理、宣教培训、就诊和保健咨询、代理、陪护及公共卫生事件事务处理的人员"是社群健康助理员的职业定义。社群健康档案的建立应当以面对面线下服务的方式进行；而健康档案使用过程中的健康相关问题信息提醒服务、健康档案资料查询服务等则可通过线上的方式实施。

3. **互动性与主动性相结合**

互动性是服务业，尤其是现代服务业的基本属性之一，健康档案的建立就是一个互动的过程；而对社群健康档案维护而言，主动进行跟踪服务同样是十分重要的，通过持续适宜的主动跟踪联系，可以及时掌握社群成员的健康变化和就医、健康体检等情况，有利于补充更新健康档案。

二、社群健康档案管理的基本要求

1. **以《居民健康档案管理服务规范》作为参照**

社群的健康档案管理与国家基本公共卫生服务中的居民健康档案管理具有较大的相似性，因此，应该以《国家基本公共卫生服务规范（第三版）》中《居民健康档案管理服务规范》的相关要求作为参照。

2. **遵循医疗文书管理规章制度**

社群健康档案具有一定的医疗文书属性，由于医疗卫生行业的重要性和特殊性，业界对医疗文书的管理有严格的规章制度，如病历使用、复印的权限和医疗健康资料的保存时间等。社群健康档案的管理必须贯彻执行医疗卫生行业有关医疗文书管理的各项规定。

3. **与执业医务人员分工合作**

社群健康助理员是从事社群健康档案管理、宣教培训、就诊和保健咨询、代理、陪护及公共卫生事件事务处理的人员，其职业内容涉及卫生健康领域，因而离不开执业医务人员的指导与合作。健康档案中涉及疾病诊断、治疗等医疗事务的记录一般应由医务人员负责或在其指导下完成。社群成员健康状况提醒、评估等服务工作也应积极争取医务人员的配合与帮助。

4. 与社群成员保持有效的沟通

各类社群成员是社群健康助理员的工作对象、是社群健康服务的消费者，与社群成员保持有效的沟通是社群健康助理员的基本功和首要任务之一。健康档案建立是社群健康档案管理的基础性工作，是实施"建群"，与社群成员保持有效沟通的"关键环节"。

培训项目 2 健康档案建立

培训单元1 个人基本信息及健康风险信息

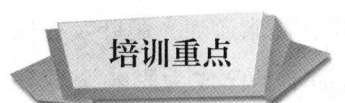

1. 了解个人基本信息及健康风险信息的内容及意义。
2. 掌握个人基本信息及健康风险信息的采集方法。

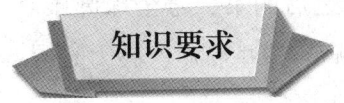

一、个人基本信息

1. 个人身份信息

个人身份信息，是指能够识别特定个人身份和反映特定个人基本情况的各种信息，包括姓名、性别、出生日期、工作单位、民族、文化程度、联系方式等。

2. 疾病史信息

疾病史信息，是指个体既往所患疾病情况，主要涉及心、肺、肝、脾、肾等重要脏器病史以及癫痫史、精神病史等。

3. 家族史信息

家族史信息，是指直系亲属（父母、兄弟姐妹、子女）中患有具有遗传性或遗传倾向疾病的情况。

二、健康风险信息

健康风险信息是健康风险因素的一种表达形式。

健康风险因素，是指能使疾病发生可能性增加，或使健康不良后果发生概率增加的因素，主要包括膳食营养、运动健身、不良嗜好、心理卫生等方面的风险。

1. 膳食营养

膳食营养与人体健康密切相关，合理的膳食结构及营养摄入能够提高人体的健康水平，预防多种疾病的发生发展，延长寿命。不合理的膳食结构及营养摄入则会给健康带来不同程度的危害。

2. 运动健身

经常进行适时、适量、适度的健身运动和体力活动可提高机体抵抗力，预防肥胖、高血压、心脏病等疾病，改善机体健康状况，增强体质。长期缺乏运动将对健康造成诸多不利影响，是导致高血压、冠心病、脑卒中、高脂血症、肥胖及糖尿病等疾病的重要原因之一。世界卫生组织指出，身体活动不足已成为影响全球死亡率的第四大危险因子，每年有6%的死亡率与缺乏运动有关。

3. 不良嗜好

不良嗜好指吸烟、饮酒等。吸烟是导致心脑血管疾病、癌症、慢性阻塞性肺疾病等多种疾患的主要危害因素之一，已成为继高血压之后的第二号全球健康杀手。长期过量饮酒会引起肝硬化、胃肠道疾病、胰腺疾病、某些癌症、心力衰竭、中风、神经系统损害或其他疾病。

4. 心理卫生

心理卫生也称心理健康，是指心理的各个方面及活动过程处于一种良好或正常的状态。心理健康的理想状态是指性格完好、智力正常、认知正确、情感适当等；不良的心理健康状态可能会引起或加重躯体病症。

三、个人基本信息及健康风险信息的采集方法

1. 询问互动采集法

询问互动采集法是以谈话或询问为主要方式了解某人、某事、某种行为或态度的一种调查方法。访问者或通过走家访户，或通过信件，或通过现代通信工具直接与被访问者进行互动交流，从而采集信息。

2. 问卷调查采集法

问卷调查采集法是调查者运用事先设计好的问卷向被调查者了解情况或征询意见的一种书面调查方式，调查问卷简称问卷，实际上是一种调查表格。问卷调查采集法主要用于了解研究对象的基本情况、行为方式、对某些事件的态度以及其他情况，是采集个人基本信息及健康风险信息的重要工具和手段。

3. 线上问卷调查采集法

线上问卷调查采集法是在计算机技术和互联网背景之下发展起来的，属于目前较为常用的一种问卷调查方式。线上问卷调查采集法突破了地域的限制，可以实现跨地区甚至跨国家的数据收集，使调查成本大大降低，并能在进行数据整理和分析时大幅提高处理效率。

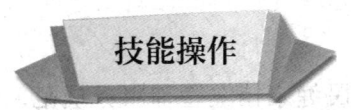

个人基本信息和健康风险信息的采集

步骤1　准备

熟悉所要采集的个人基本信息和健康风险信息的每一项内容。备妥采集工作所需的表格、文具等用品。

步骤2　沟通预约

与采集对象沟通，确认信息采集的具体时间、地点。

步骤3　信息采集

（1）逐项讲解、采集个人基本信息表和健康风险因素调查表所列全部内容。

（2）填写个人基本信息表和健康风险因素调查表。

（3）查遗补漏，请采集对象核对、确认信息。

步骤4　结束

规整资料，形成工作记录。

培训单元2　健康档案封面和个人基本信息表

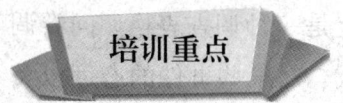

1. 了解健康档案封面和个人基本信息表的主要内容。
2. 掌握健康档案封面和个人基本信息表的填写要点。

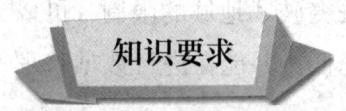

一、健康档案封面

《国家基本公共卫生服务规范（第三版）》之《居民健康档案管理服务规范》规定，健康档案封面和个人基本信息表的填写完毕，是建档就绪的两项标志。参照《居民健康档案管理服务规范》，健康档案封面的主要内容、填写要求和填写说明如下。

1. 主要内容

健康档案封面的主要内容包括：档案编号、个人信息（姓名、现住址、户籍地址、联系电话）、乡镇（街道）/村（居）委会名称、建档信息（建档单位、建档人、责任医生、建档日期）。

2. 填写要求

（1）健康档案封面的个人信息内容与个人基本信息表中的内容应一致。

（2）一律用钢笔或圆珠笔填写，不得用铅笔或红色笔书写。字迹要清楚，书写要工整。

（3）数字或代码一律用阿拉伯数字书写。数字和代码不要填出格外，如果数字填错，用双横线将整笔数码划去，并在原数码上方工整地填写正确的数码，切勿在原数码上涂改。

3. 填写说明

（1）档案编号：依照居民健康档案编码规定组成。

（2）姓名：按照身份证或居民户口簿真实、准确填写。

（3）现住址：按照实际居住地址填写。

（4）户籍地址：按照身份证或居民户口簿真实、准确填写。

（5）联系电话：按照居民本人或最亲近人的联系电话（手机）号码填写。

（6）乡镇（街道）/村（居）委会名称：根据本地乡镇（街道）、村（居）委会逐级填写。

（7）建档单位：建档单位填写社群健康服务机构或社区卫生服务机构全称。

（8）建档人：可以是社群健康助理员或卫生服务机构医务人员。

（9）责任医生：卫生服务机构执业医生。

（10）建档日期：××××年××月××日。

4. 居民健康档案编码方法

居民健康档案采用17位编码制，以国家统一的行政区划代码为基础，以村（居）委会为单位，编制居民健康档案唯一编码。同时将建档居民的身份证号作为统一的身份识别码，为在信息平台下实现资源共享奠定基础。

第一段为6位数字，表示县及县以上的行政区划，统一使用《中华人民共和国行政区划代码》（GB/T 2260—2007）。

第二段为3位数字，表示乡镇（街道）级行政区划，按照国家标准《县级以下行政区划代码编码规则》（GB/T 10114—2003）编制。

第三段为3位数字，表示村（居）委会等，具体划分为：001~099表示居委会，101~199表示村委会，901~999表示其他组织。

第四段为5位数字，表示居民个人序号，由建档机构根据建档顺序编制。

居民健康档案封面示例如图1-1所示。

二、个人基本信息表

参照《国家基本公共卫生服务规范（第三版）》之《居民健康档案管理服务规范》，个人基本信息表示例见表1-1，主要内容、填写要求和填写说明如下。

编号 □□□□□□-□□□-□□□-□□□□□□

居民健康档案

姓　　名：_____

现 住 址：_____

户籍地址：_____

联系电话：_____

乡镇（街道）名称：_____

村（居）委会名称：_____

建档单位：_____

建 档 人：_____

责任医生：_____

建档日期：_____年_____月_____日

图1-1　居民健康档案封面

表1-1　个人基本信息表

姓名：　　　　　　　　　　　　　　　　　　　编号 □□□-□□□□□

性别	1男　2女　9未说明的性别　0未知的性别 □		出生日期	□□□□ □□ □□
身份证号			工作单位	
本人电话		联系人姓名	联系人电话	
常住类型	1户籍　2非户籍　　　　　　　　　□		民族	01汉族　99少数民族_____ □
血型	1A型　2B型　3O型　4AB型　5不详/RH：1阴性　2阳性　3不详			□/□

续表

文化程度	1 研究生 2 大学本科 3 大学专科和专科学校 4 中等专业学校 5 技工学校 6 高中 7 初中 8 小学 9 文盲或半文盲 10 不详	□
职　业	1 党的机关、国家机关、群众团体和社会组织、企事业单位负责人 2 专业技术人员 3 办事人员和有关人员 4 社会生产服务和生活服务人员 5 农、林、牧、渔业生产 及辅助人员 6 生产制造及有关人员 7 军队人员 8 不便分类的其他从业人员 9 无职业	□
婚姻状况	1 未婚 2 已婚 3 丧偶 4 离婚 5 未说明的婚姻状况	□
医疗费用 支付方式	1 城镇职工基本医疗保险 2 城镇居民基本医疗保险 3 新型农村合作医疗 4 贫困救助 5 商业医疗保险 6 全公费 7 全自费 8 其他_____	□/□/□
药物过敏史	1 无 2 青霉素 3 磺胺 4 链霉素 5 其他_____	□/□/□
暴露史	1 无 2 化学品 3 毒物 4 射线_____	□/□/□

既往史	疾病	1 无 2 高血压 3 糖尿病 4 冠心病 5 慢性阻塞性肺疾病 6 恶性肿瘤_____ 7 脑卒中 8 严重精神障碍 9 结核病 10 肝炎 11 其他法定传染病 12 职业病_____ 13 其他_____ □ 确诊时间　年 月/□ 确诊时间　年 月/□ 确诊时间　年 月 □ 确诊时间　年 月/□ 确诊时间　年 月/□ 确诊时间　年 月	
	手术	1 无 2 有：名称①_____时间_____/名称②_____时间_____	□
	外伤	1 无 2 有：名称①_____时间_____/名称②_____时间_____	□
	输血	1 无 2 有：原因①_____时间_____/原因②_____时间_____	□

家族史	父亲	□/□/□/□/□____	母亲	□/□/□/□/□____
	兄弟姐妹	□/□/□/□/□____	子女	□/□/□/□/□____
	1 无 2 高血压 3 糖尿病 4 冠心病 5 慢性阻塞性肺疾病 6 恶性肿瘤 7 脑卒中 8 严重精神障碍 9 结核病 10 肝炎 11 先天畸形 12 其他_____			

遗传病史	1 无 2 有：疾病名称_____	□
残疾情况	1 无残疾 2 视力残疾 3 听力残疾 4 言语残疾 5 肢体残疾 6 智力残疾 7 精神残疾 8 其他残疾_____	□/□/□/□/□

生活环境	厨房排风设施	1 无 2 油烟机 3 换气扇 4 烟囱	□
	燃料类型	1 液化气 2 煤 3 天然气 4 沼气 5 柴火 6 其他	□
	饮水	1 自来水 2 经净化过滤的水 3 井水 4 河湖水 5 塘水 6 其他	□
	厕所	1 卫生厕所 2 一格或二格粪池式 3 马桶 4 露天粪坑 5 简易棚厕	□
	禽畜栏	1 无 2 单设 3 室内 4 室外	□

1. 主要内容

个人基本信息表包括姓名、性别等基础信息和既往史、家族史等基本健康信息。

2. 填写要求

（1）一律用钢笔或圆珠笔填写，不得用铅笔或红色笔书写。字迹要清楚，书写要工整。数字或代码一律用阿拉伯数字书写。数字和代码不要填出格外，如果数字填错，用双横线将整笔数码划去，并在原数码上方工整地填写正确的数码，切勿在原数码上涂改。

（2）在各种记录表中，凡有备选答案的项目，应在该项目栏的"□"内填写与相应答案选项编号对应的数字，如性别为男者，应在性别栏"□"内填写与"男"对应的数字1。对于选择备选答案中"其他"这一选项者，应在该选项留出的空白处用文字填写相应内容，并在项目栏的"□"内填写与"其他"选项编号对应的数字，如既往疾病史为"腰椎间盘突出症"，则在该项目中应选择"其他"，既要在"其他"选项后写明"腰椎间盘突出症"，同时也要在项目栏"□"内填写数字13。没有备选答案的项目用文字或数据在相应的横线上或方框内据情填写。

3. 填写说明

（1）本表用于社群成员首次建立健康档案时填写。如果社群成员的个人信息有所变动，可在原条目处修改，并注明修改时间或重新填写。若社群成员失访，在空白处写明失访原因；若社群成员死亡，写明死亡日期和死亡原因；若社群成员迁出，记录迁往地点基本情况、档案交接记录。

（2）性别：按照国标分为男、女、未知的性别及未说明的性别。

（3）出生日期：根据居民身份证的出生日期，按照年（4位）、月（2位）、日（2位）顺序填写，如19490101。

（4）工作单位：应填写目前所在工作单位的全称。离退休者填写最后工作单位的全称，下岗待业或无工作经历者须具体注明。

（5）联系人姓名：填写与建档对象关系紧密的亲友姓名。

（6）民族：少数民族应填写全称，如彝族、回族等。

（7）血型：在前一个"□"内填写与ABO血型对应编号的数字，在后一个"□"内填写与"RH"血型对应编号的数字。

（8）文化程度：是指截至建档时间，本人接受国内外教育所取得的最高学历或与现有水平所相当的学历。

（9）药物过敏史：表中药物过敏主要列出了青霉素、磺胺或链霉素过敏，如有其他药物过敏，要在其他栏中写明名称。

（10）既往史

1）疾病。填写现在和过去曾经患过的某种疾病，包括建档时还未治愈的慢性病或某些反复发作的疾病，并写明确诊时间，如有恶性肿瘤，应写明具体的部位或疾病名称，如有职业病，应填写具体名称。对于经医疗单位明确诊断的疾病都应以一级及以上医院的正式诊断为依据，有病史卡的以卡上的疾病名称为准，没有病史卡的应有证据证明是经过医院明确诊断的。本项目可以多选。

2）手术。填写曾经接受过的手术治疗。如有，应填写具体手术名称和手术时间。

3）外伤。填写曾经发生的后果比较严重的外伤经历。如有，应填写具体外伤名称和发生时间。

4）输血。填写曾经接受过的输血情况。如有，应填写具体输血原因和发生时间。

（11）家族史：是指直系亲属（父母、兄弟姐妹、子女）中是否患过所列出的具有遗传性或遗传倾向的疾病或症状。有则选择具体疾病名称对应编号的数字，可以多选。没有列出的要在"其他"中写明。

（12）生活环境：农村地区在建立居民健康档案时须根据实际情况选择填写此项。

培训单元 3　电子健康档案建立

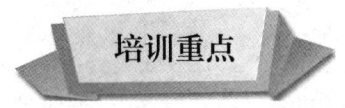

1. 了解电子健康档案记录的基本内容。
2. 掌握电子健康档案管理系统的基本功能模块。

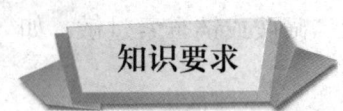

知识要求

建立电子健康档案管理系统是国家大力推动的一项工作。目前在用的电子健康档案管理系统大多是各地根据相关信息技术标准自行开发、运行的，基本内容和基本功能模块大同小异。

一、电子健康档案记录的基本内容

电子健康档案记录的内容，总体上与《居民健康档案管理服务规范》的要求相同或更为丰富，通常包括个人基本信息和主要卫生服务记录两部分。

1. 个人基本信息

（1）个人身份信息：包括姓名、性别、出生日期、工作单位、民族、文化程度、联系方式等。

（2）疾病史信息：既往所患疾病的情况，主要涉及心、肺、肝、脾、肾等重要脏器病史以及癫痫史、精神病史等。

（3）家族史信息：直系亲属中患有具有遗传性或遗传倾向疾病的情况。

2. 主要卫生服务记录

（1）医疗服务：健康体检信息、门诊诊疗信息、住院诊疗信息等。

（2）疾病管理：高血压、糖尿病、肿瘤、重症精神疾病等疾病管理，老年人健康管理等。

（3）疾病预防：预防接种和传染病记录、职业病记录、伤害监测记录、中毒记录、行为危险因素监测记录等。

（4）儿童保健：出生医学证明、新生儿疾病筛查、儿童健康体检、体弱儿童管理等。

（5）妇女保健：婚前保健服务记录、妇女病普查记录、计划生育技术服务记录、孕产期保健服务记录、出生缺陷监测记录等。

二、电子健康档案管理系统的基本功能

对于社群健康助理员来说，日常工作涉及的电子健康档案管理系统的基本功能主要有以下几部分。

1. 用户注册

输入用户身份信息以及工作单位和工号等信息，经系统验证、审核通过后，

注册居民电子健康档案管理系统账号。

2. 登录系统

通过页面登录的方式进入电子健康档案管理系统，登录时需要填写用户名和密码。

3. 修改密码

可以进行登录密码的修改，密码的修改需要输入目前使用的密码和新密码，系统验证当前密码正确后接受修改的新密码。

4. 检索社群成员身份信息

登录系统后，可以通过输入社群成员姓名、身份证号等信息来检索其身份信息。

5. 浏览社群成员健康档案信息

在查询到社群成员的身份信息后，可以浏览对应社群成员的健康档案信息。

6. 新建社群成员健康档案

对于新增的社群成员须建立新的健康档案。

7. 健康档案维护

在社群成员发生门诊、住院、入院、体检等事件后，会形成新的健康档案记录，社群健康助理员应对相应内容进行添加、维护。

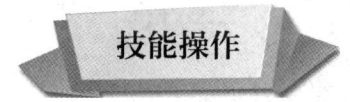

电子健康档案个人基本信息的录入

步骤1　登录

进入"社群电子健康档案管理系统"的登录界面，在用户名、密码输入框中输入对应的用户名及密码。

步骤2　录入

用户登录成功后，进入居民电子健康档案，点击"新建个人健康档案"，按照系统提示的要求录入社群成员健康档案的个人基本信息。

步骤3　核对

信息录入完毕后，再次进行数据的检查核对，确保数据准确无误。

步骤4　确认

点击"确认"完成电子健康档案个人基本信息的录入。

培训项目 3　健康档案使用

培训单元1　健康档案使用的场景与管理要求

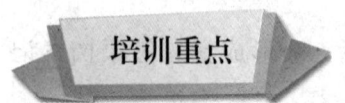

1. 了解健康档案使用的主要场景。
2. 掌握健康档案使用的管理要求。

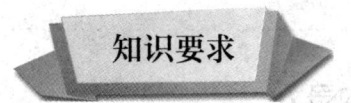

一、健康档案使用的主要场景

1. 就医协助

社群成员需要就医(转诊、会诊)和健康体检等健康服务协助时,社群健康助理员应从健康档案存放处调取健康档案备用或交予该社群成员、接诊医生,并在健康服务完成后将相关资料整理归入健康档案。

2. 健康访视

对社群成员进行健康访视时,社群健康助理员应调取其健康档案,复习相关内容并实施访视服务,服务结束后将本次访视情况记录于被访视者的健康档案中。

3. 社群健康状况评估

需要对社群成员的健康状况进行评估分析时，应当以社群健康档案作为资料来源和基本依据。

4. 盘点整理

社群健康助理员应于每年年底对社群成员的健康档案进行核查和补充、更新。

二、健康档案使用的管理要求

1. 健康档案调取条件

为社群成员提供就医协助、健康访视、社群健康状况评估等服务时，经授权管理人员同意，可调取健康档案。未经授权管理人员同意，任何人不得擅自调出、转借健康档案或其中的信息资料。

2. 健康档案调取流程

社群健康助理员调取健康档案，应填写健康档案调取单或办理相关登记手续；接收健康档案时，应对照健康档案目录查验健康档案的完整性。

3. 健康档案保护

使用健康档案时应采取必要的保护措施，防止其破损、污染和丢失。

4. 健康档案的外借、复印

外借、复印健康档案，须按规定办理申请手续，经授权管理人员批准后方可实施。

5. 健康档案归还

健康档案使用后，应在规定的时限内归还。归还时，健康档案保管人员应当面清点并履行登记、签收手续；如发现健康档案或其中的信息资料遗失、损坏，应及时报告。

6. 电子健康档案调用

电子健康档案应在获得授权后从电子健康档案管理系统中调用。

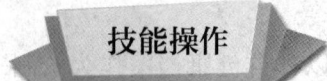

健康档案的复印

步骤1 申请

填写健康档案复印申请单或进行登记。

步骤2 查验

查验健康档案的完整性。

步骤3 复印

按健康档案复印申请单中的申请内容和份数复印。

步骤4 归还

将健康档案归还至存放处,并当面查验。

培训单元2 健康基本信息的意义及其应用

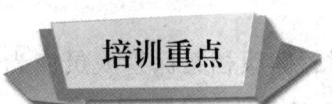

1. 了解健康基本信息的定义、分类及意义。
2. 掌握健康基本信息的汇总方法与应用。

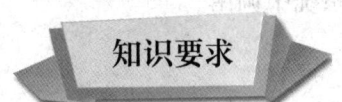

一、健康基本信息的定义、分类及意义

1. 健康基本信息的定义

健康基本信息,是指个人基本信息表中和健康风险因素调查发现的与个人健

康状况相关的各种信息。

2. 健康基本信息的分类

根据社群健康助理员的工作需要，可以将健康基本信息分为以下 8 类。

（1）基础信息：包括性别、年龄、血型、职业、婚姻状况等信息。

（2）药物过敏史信息：包括青霉素、磺胺、链霉素和其他药物过敏信息。

（3）有害物暴露史信息：包括化学品、毒物和放射线等有害物暴露信息。

（4）既往史信息：包括疾病、手术、外伤、输血等既往伤病诊疗情况信息。

（5）家族史和遗传病史信息：包括父母、兄弟姐妹、子女的患病情况和遗传病信息。

（6）残疾情况信息：包括感官、肢体、智力、精神残疾信息。

（7）生活环境信息：包括住所炊事、用水、清洁、排污等相关信息。

（8）生活方式信息：包括体育锻炼、饮食习惯、吸烟和饮酒情况等相关信息。

3. 健康基本信息的意义

健康基本信息的意义通常并不为人们所重视，但在伤病诊疗和疾病预防与控制中，这些健康基本信息却具有十分重要的意义。如基础信息中的血型会直接影响到输血安全，药物过敏史与治疗某些疾病的药物选择、用药安全密切相关，既往史和家族史则是医生鉴别、诊断疾病的重要参考依据之一，生活环境和生活方式信息对慢性病健康管理措施的制定具有很高的参考价值等。健康基本信息在特定情形下对人们维护和促进健康的意义不容忽视。

二、健康基本信息的汇总方法与应用

1. 健康基本信息的汇总方法

在前述健康基本信息分类的基础上，社群健康助理员可以根据不同的需要设定条件，对一些特定的健康基本信息进行细分汇总，用以指导对社群成员开展相关的健康服务，如观察社群成员中某种慢性病发病状况及变化趋势等。健康基本信息通常可以采取以下的汇总方法。

（1）按性别汇总

例如，中国成年男性患糖尿病的概率通常高于女性。社群健康助理员汇总社群成员中男、女糖尿病患者数量，如果发现患者性别比例反常，可以进一步探究原因、研究对策。

(2) 按年龄段汇总

例如，我国高血压患者发病呈现年轻化的趋势，社群健康助理员观察社群中不同年龄段高血压患者的比例，可以研判年轻人患病率是否过高，这有助于开展相应的健康教育服务。

(3) 按病程时长汇总

例如，冠心病患者的病程时长对健康管理策略的制定具有重要的参考价值。

2. 健康基本信息的应用

(1) 了解社群成员的健康状况

社群健康助理员通过分析社群成员的健康基本信息，可以了解和掌握社群成员健康状况和疾病构成、发现社区居民主要健康问题和卫生问题、筛选某些疾病的高危人群，进而为开展健康管理服务、采取针对性的预防措施奠定基础。

(2) 识别社群成员健康状况发展趋势

健康基本信息中的性别、血型等基础信息是一成不变的，但疾病转归、生活方式等随着治疗、干预等外部因素的作用是可以改变的。社群健康助理员分析、比较社群成员不同时期健康基本信息的变化，可以识别社群成员健康状况的发展趋势，有利于适时调整相应的健康服务策略。

(3) 提升社群健康助理员服务效率

通过对社群成员健康基本信息的分类汇总，可以将社群成员中有同类健康问题和服务需求的人员进行集中管理。社群健康助理员在开展专项健康服务工作的同时，还可以指导这些有同类健康问题的社群成员彼此帮助、互动交流，从而获得更好的健康服务成效。

(4) 评价社群健康服务工作业绩

社群成员健康基本信息的变化是评价社群健康服务工作业绩的重要内容之一。

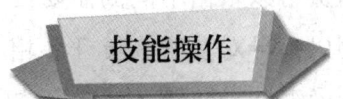
技能操作

社群成员患常见慢性病情况汇总

步骤1 确定目的

观察不同年龄段社群成员常见慢性病的发病情况。

步骤 2　收集资料

调取健康档案，查阅社群成员健康档案中的个人基本信息表。

步骤 3　登记信息

在个人基本信息表既往史-疾病项下，查找高血压等慢性病信息，并进行登记。

步骤 4　制作社群成员患常见慢性病情况汇总表（见表 1-2）

表 1-2　社群成员患常见慢性病情况汇总表

年龄段	疾病名称				
	高血压	糖尿病	冠心病	慢性阻塞性肺疾病	恶性肿瘤
31~40 岁					
41~50 岁					
51~60 岁					
61~70 岁					
71~80 岁					
>80 岁					
合计					

步骤 5　结束

归还健康档案，将社群成员患常见慢性病情况汇总表保存备用。

培训单元 3　健康相关问题信息提醒服务

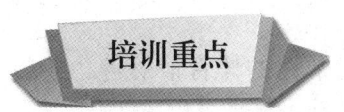
培训重点

1. 了解健康相关问题信息的定义、分类及意义。
2. 掌握健康相关问题信息提醒服务的沟通技巧。

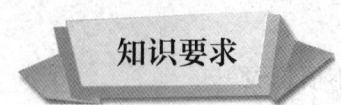

一、健康相关问题信息的定义、分类及意义

1. 健康相关问题信息的定义

健康相关问题信息，是指在健康基本信息中，存在"阳性"意义的信息，如青霉素药物过敏史、高血压既往史、吸烟等不良生活方式等。

2. 健康相关问题信息的分类及意义

根据社群健康助理员的工作需要，可以将常见的健康相关问题信息分为以下4类。

（1）药物过敏史

药物过敏史包括青霉素、磺胺、链霉素等药物的过敏史，轻者表现为皮疹、哮喘、发热，重则发生休克甚至危及生命。药物过敏现象可在再次使用该药物时重复出现。

（2）家族史

家族性疾病是指表现出家族聚集现象的疾病，一个家族中多个成员患有同一种疾病，医学上称之为家族史。常见的家族性疾病有先天性聋哑、高度近视、原发性青光眼、哮喘病、高血压、糖尿病等。适宜的检查和预防可以减少家族性疾病的危害。

（3）慢性病史

慢性病主要是指以心脑血管疾病（高血压、冠心病、脑卒中等）、糖尿病、恶性肿瘤、慢性阻塞性肺部疾病（慢性气管炎、肺气肿等）等为代表的一组疾病，具有病程长、病因复杂、健康损害和社会危害严重等特点。

（4）不良生活方式

常见的不良生活方式包括吸烟、饮酒过量、缺乏经常性的体育锻炼等，其与慢性病的发生、发展密切相关。

二、健康相关问题信息提醒服务的沟通技巧

健康相关问题信息提醒服务，是指社群健康助理员对健康档案中存在的问题信息对有关人员进行提示，告知其可能造成的一些危害和应对常识。提醒服务应

注意沟通技巧，以获得预期的工作成效，可从以下几个方面入手。

1. 目的导向

健康相关问题信息提醒服务的目的是引起被提醒者对健康相关问题信息的适度关注和重视，既要主动作为，又要避免因提醒方法、时间等选择不当而造成服务对象不必要的精神压力或过度反应。

2. 因人而异

社群健康助理员应根据社群成员年龄、性别、文化程度、职业等的不同以及健康相关问题信息的属性、特点，采取适宜的话语沟通策略。如对文化程度较高者宜"点到为止"，而对理解能力稍差者，则应耐心和蔼、深入浅出。

3. 循序渐进

对于部分社群成员，可能存在多个健康相关问题信息，社群健康助理员应根据轻重缓急原则合理安排提醒事项，让被提醒者有一个逐步适应的过程。

4. 鼓励为主

多数人可能对自身健康相关问题信息或多或少已有一定的知晓，提醒服务应秉持激励原则，鼓励被提醒者采取积极、乐观的态度，相信只要坚持观察、及时应对，健康相关问题就并不可怕，这些问题可能带来的伤害也是可以避免或减轻的。

5. 倾听互动

倾听是有效沟通的最佳途径，社群健康助理员开展健康相关问题信息提醒服务时应认真听取被提醒者的叙述并进行友善互动，这样往往会获得事半功倍的成效。

6. 把握边界

社群健康助理员提供的健康相关问题信息提醒服务，本质上是"助人自助"的提示类行为，必须把握好边界。提醒服务应事先征得被提醒者的同意，不能超越社群健康助理员"助理"的角色定位，不能回应本应由医务人员处理的问题。

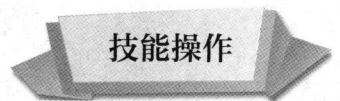

技能操作

健康相关问题信息提醒服务

高女士，健康档案中个人基本信息表记录内容包括：57 岁，身高 163 cm，体重 80 kg，血压 156/98 mmHg，高中毕业，其母亲曾确诊糖尿病。

步骤 1　健康相关问题信息分析

高女士年龄大于 50 岁，根据计算，身体质量指数为 30.1，属于肥胖，有糖尿病家族史，健康相关问题（糖尿病易患者）存在。

步骤 2　提醒服务准备

复习糖尿病相关科普知识，联系高女士，征询其是否需要提醒服务。

步骤 3　实施提醒服务

按约定的时间和方式，向高女士介绍糖尿病方面的科普知识，提醒其适时进行糖尿病相关检查。

步骤 4　结束

记录提醒服务互动要点，总结经验教训，必要时再次安排提醒服务。

培训项目 4　健康档案维护

培训单元 1　健康档案整理

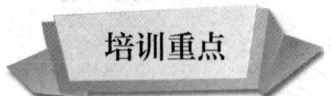

1. 了解健康档案整理的概念与作用。
2. 掌握健康档案整理的基本要求和方法。

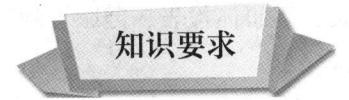

一、健康档案整理的概念

健康档案整理是指对建立和收集来的个人健康档案和相关资料，以件为单位进行排列、装订、编号、装袋（盒），使之规范化、有序化的过程。健康档案整理是健康档案管理中一项重要的基础性工作。

二、健康档案整理的作用

1. 有助于健康档案的检索利用

在经过一定时间的健康档案建立和资料收集后，由于积累的数量较多，必须进行系统的整理，从而使其井然有序，利于检索。否则，众多的档案杂乱地堆放在一起，查找利用时如大海捞针，不仅浪费时间，也容易乱中出错，影响工作。

2. 有助于健康档案的保管和保护

健康档案经过装订、装袋（盒）等整理工作后，有利于科学、规范保管（存），防止健康档案受损、丢失。

3. 有助于提升健康档案的质量水平

健康档案经过系统整理，能够及时发现健康档案建立和资料收集中存在的问题和不足，进而采取相应的完善措施。

三、健康档案整理的基本要求

1. 健康档案应齐全完整

档案如有缺项、破损、参差不齐等情形，应补齐、修复、裁剪，使其完整划一。

2. 健康档案的材质应符合档案常规要求

健康档案所使用的书写材料、纸张、装订材料等的材质，应符合一般档案的常规要求。

四、健康档案的整理方法

1. 装订

健康档案应采用按件装订的方式，1档即为1件。健康档案所包含的资料较多，其装订顺序一般为：健康档案封面、个人基本信息表、健康体检表、健康管理记录、其他医疗卫生服务记录和各种检验、检查报告单等。

2. 编号

按照健康档案的编码原则为每份健康档案进行编号。

3. 装袋（盒）

将健康档案装入统一形式的健康档案袋（盒）中，每个档案袋（盒）标明姓名、编号、建档单位、建档日期等。

4. 存放

按照一定规则健康档案有序排列并存放于相应的档案柜中。

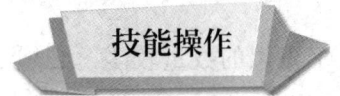

健康档案的整理

某社区卫生服务机构为35名居民新建了个人健康档案，作为社群健康助理员，需要完成这35份健康档案的整理工作。

步骤1 准备工作

准备档案袋（盒）、装订工具、装订材料、剪刀、纸笔等。

步骤2 健康档案装订

按照规定的健康档案（资料）排列顺序，对每份健康档案进行装订。

步骤3 健康档案编号

按照居民健康档案的编码原则和方法，为35份健康档案编号。

步骤4 健康档案装袋（盒）

将每份健康档案装入健康档案袋（盒）中，并在每个档案袋（盒）的封面填写姓名、编号、建档日期、建档单位等。

步骤5 健康档案保存

按照健康档案的存放规则，依次排列于社区卫生服务机构的健康档案柜中。

培训单元 2　健康档案资料补充与更新

1. 了解健康档案资料补充与更新的基本要求。
2. 掌握健康档案资料补充与更新的内容、时机。

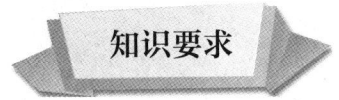

一、健康档案资料补充与更新的基本要求

1. 及时性

社群成员健康档案的补充更新必须满足及时性要求,做到随时收集、及时记录。

2. 完整性

补充更新健康档案资料要齐全,内容必须完整,以便能够反映病情、就医背景、病情变化、潜在的危险因素等。

3. 规范性

补充更新健康档案资料时的各种文字描述、计量单位使用、记录和单据排序等须符合相关规定要求。

二、健康档案资料补充与更新的内容、时机

1. 健康档案资料补充与更新的内容

健康档案资料补充与更新的内容包括个人基本信息、健康风险信息的变化情况、新的健康体检报告、健康管理记录和其他医疗卫生服务记录及资料等。

2. 健康档案资料补充与更新的时机

社群成员完成某项重要的健康服务之后,就是健康档案资料补充与更新的时机,如门诊、转诊、复诊、健康体检、预防接种以及社群健康助理员实施健康管理访视等。社群健康助理员应与社群成员保持经常性的联系,及时把握时机完成健康档案资料的补充与更新。

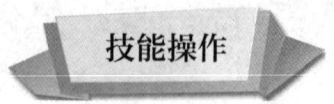

健康档案资料的补充与更新

一、情景描述

李先生,男,65岁,退休工人。2018年7月4日在社区卫生服务中心建立了居民健康档案。2019年10月5日,其因与家人争执出现头痛、胸闷症状,并自觉发热,前往社区卫生服务中心就医。接诊医生为其进行检查,体温正常,血压180/110 mmHg、心率68次/min,并安排心电图、胸片和血常规检查。检查结果排除感染性疾病,诊断为高血压复发(有高血压病史),予硝苯地平片10 mg舌下含服。30 min后测血压140/82 mmHg,头痛、胸闷症状减轻,李先生返回。社区卫生服务中心的社群健康助理员根据李先生本次发病经过及检查、治疗情况,对其健康档案进行补充更新。

二、操作步骤

步骤1　档案调取

按接诊常规,调取李先生的健康档案。

步骤2　询问诊疗过程

在李先生结束就医后,向其详细了解医生接诊过程、辅助检查等情况。

步骤3　档案完善

根据诊疗过程,查找、收齐本次就医的接诊记录、心电图、胸片和血常规检验报告等资料,并按要求排列、装订,补充至李先生的健康档案中。

步骤4　档案归还

将李先生的健康档案归还至健康档案室。

三、注意事项

若建立了电子健康档案管理系统,则按规定将本次就医形成的资料录入李先生的电子健康档案中。

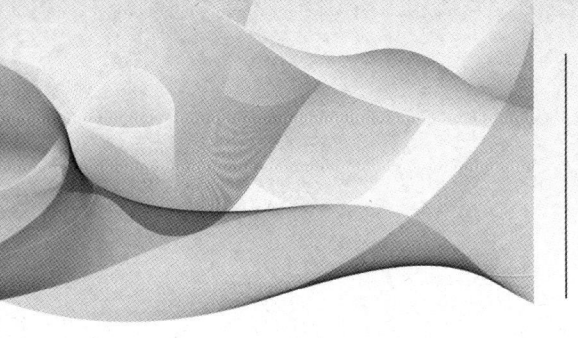

职业模块 二
健康科普教育

培训项目 1 健康知识宣教

培训单元 1　卫生健康宣教的内容

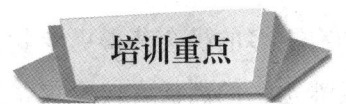

1. 了解健康教育的基本概念。
2. 了解健康素养基本知识。
3. 了解卫生健康宣教的内容。

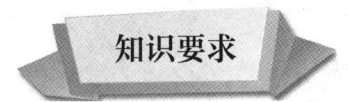

一、健康教育的基本概念

健康教育是指在调查研究的基础上，采用健康信息传播和行为干预等方法，促使个人和群体掌握卫生保健知识，树立健康观念，自愿采纳有利于健康行为和生活方式的教育活动与过程。

二、健康素养基本知识

1. 健康素养的主要内容

健康素养包括健康知识和相关技能两方面内容。健康知识是指与医学观念、健康问题和保持良好身心状态相关的知识。相关技能是指个人具有的沟通、理性思考和探究问题等的思辨技能。

2. 健康素养的影响因素

（1）个体因素

个体因素包括性别、年龄、文化程度、收入等基本条件。这些基本条件会对个体的基本文化素养、与人沟通的能力、获取健康知识和信息的途径产生影响，从而影响个人的健康素养。例如，文化程度高的人能更准确有效地理解健康信息并且具有更强的获得、筛选、分析、理解健康信息的能力。

（2）社会因素

社会因素包括经济、文化、教育环境等影响条件。社会和文化规范会影响人们的健康信念以及提升健康素养的动机，优良的教育环境也能提升社会群体对健康信息的理解能力。

（3）医疗系统因素

医务人员承担着健康教育与健康促进的重担，他们有更多的机会获得更专业的健康知识，深受患者的信赖。所以，医务人员健康素养水平的高低直接影响着患者的知识素养水平。

（4）信息因素

信息因素即信息可读性差异。医学领域往往会使用很多的专业术语，面对由陌生词汇和概念组成的复杂信息，即使有很高的文化程度，人们可能也难以理解。

三、卫生健康宣教

1. 卫生健康宣教与健康教育的区别

卫生健康宣教与健康教育在观念和工作模式上是不同认识层次上的两个概念，主要区别见表2-1。

表2-1 卫生健康宣教与健康教育的区别

	卫生健康宣教	健康教育
目的	普及卫生知识	建立健康的行为
方法	单向交流、灌输	双向交流、计划、实施评价
相关知识	医学、预防	医学、预防、教育学、行为学、心理学等

2. 卫生健康宣教的内容

卫生健康宣教的主要内容应当与我国基本公共卫生服务内容相协调。目前我国基本公共卫生服务内容已形成系统化的内容体系，涉及重点人群、重点疾病、居民生活行为方式、公共卫生问题和医疗卫生相关法律法规，主要内容包括：

（1）合理膳食、控制体重、适当运动、心理平衡、改善睡眠、限盐、控烟、限酒、科学就医、合理用药、戒毒等健康生活方式和可干预危险因素。

（2）心脑血管、呼吸系统、内分泌系统、肿瘤、精神疾病等重点慢性非传染性疾病和结核病、肝炎、艾滋病等重点传染性疾病的相关知识。

（3）食品卫生、职业卫生、放射卫生、环境卫生、饮水卫生、学校卫生和计划生育等公共卫生问题的相关知识。

（4）突发公共卫生事件应急处置、防灾减灾、家庭急救等相关知识。

（5）医疗卫生相关法律法规及政策。

（6）宣传普及《中国公民健康素养—基本知识与技能（2015年版）》。

（7）对青少年、妇女、老年人、残疾人、0~6岁儿童家长等人群进行健康教育。

在实际开展卫生健康宣教的过程中，可在评估宣教对象实际需求的基础上结合上述内容确定，但不一定局限于上述内容。

培训单元2　卫生健康宣教知识的获取及更新

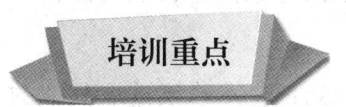

1. 了解获取卫生健康宣教知识的原则。
2. 了解卫生健康宣教知识的主要来源。

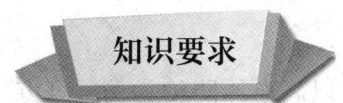

一、获取卫生健康宣教知识的原则

1. 权威性原则

权威性原则要求知识的来源权威、专业。获取健康知识应以权威、专业为基本原则，优先选取官方网站、文件提供的知识。

2. 适用性原则

适用性原则要求选取的知识应当具有适用性。开展健康宣教的目的是使宣教对象获得必要的知识技能并改变健康行为，这些知识技能应当与日常生活相关。而一般情况下，检索到的知识往往涉及发病机理、治疗等方面的内容，这些内容具有较强的专业性，不适用于健康宣教。

3. 时效性原则

时效性原则要求卫生健康宣教知识要保持更新。随着人们生活方式的改变以及科学技术的发展，对于疾病预防控制的认识会不断深入，疾病防控的相关知识也会不断更新，这就需要卫生健康宣教知识应时刻保持更新。

4. 专业指导原则

从事健康知识宣教应当与社区卫生服务中心、疾病预防控制中心、医院等专业机构合作，由专业机构对宣教内容进行审核，并指导开展健康宣教活动。

二、卫生健康宣教知识的主要来源

世界卫生组织、国家卫生健康委员会、各省卫生健康委员会及相关医疗卫生机构，包括疾病预防控制中心、医院、妇幼保健院等机构的官方网站（包括其他网站的转载）提供的健康知识应当作为健康知识的首选来源。此外，国家卫生健康委员会、疾病预防控制中心发布的疾病防治规范性文件（如《中国高血压防治指南》）以及通过学术网站搜索到的关于某种疾病防治的专家共识，也可以作为首选参考资料。

一般情况下，官方渠道可以收集到足够的健康基础知识，不建议选取其他的知识来源渠道。特殊情况下，一些权威的综合科普网站、卫生健康专业网站也可以适当参考。

三、卫生健康宣教知识更新

卫生健康宣教知识更新应重点围绕官方文件开展，以高血压防治为例，官方往往每2年就进行一次指南更新，这需要从事卫生健康宣教人员的日常积累并时刻关注最新动态。

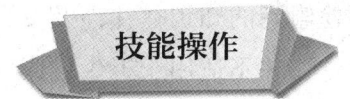

技能操作

通过互联网方式获取并筛选卫生健康宣教知识

开展卫生健康宣教活动需要就宣教内容进行知识准备。当前，互联网已经成为人们获取信息、知识的重要来源。因此，通过互联网获取知识，并筛选科学、准确的知识是从事卫生健康宣教人员的必备技能。

步骤1 寻找知识检索入口

首先，要找到检索入口。检索入口可以是综合性搜索引擎，也可以是专业网站。专业网站可考虑世界卫生组织、各级卫生健康委员会和各级疾病预防控制中心的网站，这些网站由专门从事健康教育和健康促进工作的专业机构建设，提供了大量的健康教育素材，在进行卫生健康知识宣教时可直接使用这些资料。具体打开方式如下：

（1）在计算机上打开浏览器，输入网址。

世界卫生组织（中文）：https://www.who.int/zh/home。

国家卫生健康委员会：https://www.nhc.gov.cn。

中国疾病预防控制中心：https://www.chinacdc.cn。

中国健康教育网：https://www.nihe.org.cn/portal/index.htm。

（2）通过搜索引擎搜索相应网站，然后点击链接进入。例如，打开搜索引擎，在搜索框内输入"国家卫生健康委员会"，与国家卫生健康委员会相关的词条就会出现，带有"官方"标记的为其网站。

步骤2 检索具体知识内容

检索词应尽量细致、精确。例如，开展高血压防治健康宣教，应使用"高血压""高血压防治"这一类具体词，而不应以"健康宣教"为检索词，在搜索引擎中的检索方法同上。专业网站往往也有自身的检索框，也可通过该检索框进行检索。

步骤3 健康知识筛选

初步检索获取的知识往往纷繁复杂，需要筛选适用于健康宣教的知识。开展健康宣教的目的是使宣教对象获得必要的知识技能、改变健康行为，这些知识技能应当是健康行为等与日常生活相关的。而一般情况下检索到的知识往往涉及发病机理、治疗等全方面内容，这些内容具有较强的专业性，并不适用于卫生健康宣教。

以检索高血压知识为例，其往往涵盖病因、分类、临床表现、检查、诊断、鉴别、治疗和预防等内容，应重点选取普通公众应知应会，可以通过干预改变健康行为的知识开展健康宣教。如高血压的正常范围，对血压处于 130 ~ 139/85 ~ 89 mmHg 正常高值阶段、超重/肥胖、长期高盐饮食、过量饮酒者应如何进行重点干预，通过定期健康体检、积极控制危险因素如何实现高血压的防控，哪些健康危险因素管理可以纳入日常生活管理规范等。

步骤 4　健康知识的复核及评价

对于检索到的健康知识，需要进行必要的复核评价。复核可采用的方法如下：

（1）对于同一知识点，可通过对照不同来源信息的表述，看是否存在矛盾之处。

（2）对于将要开展健康宣传的知识点，可以与专业医疗卫生机构合作，请专业人员进行评价。

培训项目 2　健康科普教育实施

培训单元 1　健康教育资料传播

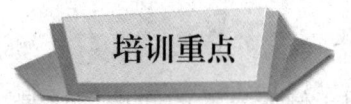

培训重点

1. 了解常用的健康宣教传播工具。

2. 了解健康教育 App 的常见功能。
3. 能使用数字化工具进行健康教育资料的汇总。

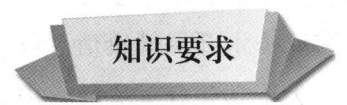

一、常用的健康宣教传播工具

1. 传统的健康宣教传播工具

开展健康宣教的传统传播工具分为两类：第一类是各种文字印刷材料，如宣传单、小册子、健康教育处方、科普读物、报刊等；第二类是电化教育材料，如广播、电视、录像等。

2. 基于信息技术的新型健康宣教传播工具

计算机、互联网、智能手机的发展让健康宣教传播工作更加方便，社群健康助理员可将健康知识发至各个微信群或者以朋友圈的形式共享，受众再进一步分享，使得健康宣教传播效率呈现几何级数增长。因此，熟悉常用的新型健康宣教传播工具具有重要意义。

（1）微信

微信是一个为智能终端提供即时通信服务的免费应用程序，支持跨通信运营商、跨操作系统平台，通过网络快速发送免费（需消耗少量网络流量）的语音短信、视频、图片和文字。此外，微信还可以实现计算机与手机文件的快速共享。微信提供公众平台、朋友圈、消息推送等功能，用户可以通过关注公众平台，将内容分享给好友、微信群以及朋友圈等，实现健康宣教传播。微信活跃用户群体庞大，开展健康宣教方便、快捷，但由于信息过于庞杂，给信息甄别带来了很多困难。

（2）线上会议软件

线上会议软件也是支持线上交流的重要平台。线上会议软件往往支持实时共享屏幕、在线文档协作等功能，一般情况下，可支持几百人同时在线开会，非常适用于开展健康教育讲座。

（3）电子邮箱

电子邮箱是指通过网络为用户提供交流的电子信息空间。电子邮箱既可以为用户提供发送电子邮件的功能，又能自动为用户接收电子邮件，同时还能对收发的邮件进行存储。由于可对邮件进行存储，用户能够方便地查找邮件。

（4）健康教育 App

近些年随着健康管理行业的兴起，诞生了一批健康管理企业，这些企业一般会开发健康教育 App，充分运用大数据、云计算、物联网等技术开展健康信息收集、健康风险评估、健康行为干预等服务。其中，健康行为干预包含健康教育内容，因此，健康教育往往是内嵌于健康管理程序中的。健康管理目前的发展趋势为向纵深化发展，如中医药健康管理和针对糖尿病等具体疾病开展的健康管理，这也有利于提升健康教育的针对性。

二、健康教育 App 的常见功能

1. 健康信息收集

目前，健康教育 App 可通过两种渠道收集用户的健康相关信息。

（1）设备录入

通过便携式、可穿戴设备，实时收集用户的健康相关信息。例如，佩戴智能手环可以监测个体运动情况以及心率、血氧饱和度和睡眠等相关信息，并通过蓝牙功能上传至手机 App；便携式设备使自主监测血压等生理信息成为可能，如血压仪可通过蓝牙连接手机，并在测量结束后将数据上传至 App。

（2）手动录入

用户自己通过 App 填报相关信息。例如，App 可通过问卷填报的形式收集信息，用户可在用餐结束后，将用餐食物类别、用餐量录入 App，App 即可分析用户的营养摄入量。

健康相关信息的来源不限于上述两条渠道，App 还可以通过疾病自诊（筛查）、健康体检等功能收集健康相关信息。

2. 健康风险评估

运用健康管理的风险评估模型，健康教育 App 可评估用户的健康风险。基于收集的多维健康相关信息（包括生理、生化数据，如身高、体重、血压、血脂等），生活方式数据（如吸烟、膳食与运动习惯等），个人病史或家族史及其他危险因素（如精神压力等），App 可以综合进行健康风险评估。例如，结合体脂率及日常饮食行为情况，可判断用户肥胖、患心脑血管疾病的风险。

3. 推送健康知识信息

健康教育 App 可综合健康风险，向用户推送健康知识信息，让用户学习到正确的生活行为及方式。例如，针对患高血压风险较高的人群，App 可以推送的知识包括高血压的风险因素、针对高血压应当采取的运动方案及饮食方案等，从而实现健康知识传播的目标。

4. 健康行为干预及监测

App 能结合健康干预措施，为用户制定健康行为干预方案，并通过前述健康信息收集功能，监测用户健康行为的改善情况。

三、使用数字化工具进行健康教育资料的汇总

计算机的广泛使用为制作健康教育资料提供了强大的技术支撑。开展健康教育活动需要社群健康助理员在日常工作中不断积累更新资料，因此，合理汇总数字化资料以便在使用时迅速检索就成为必要的工作环节。健康教育资料数字化汇总可以分门别类归档管理，也可以将同一类资料汇总到同一个文件中编辑管理。

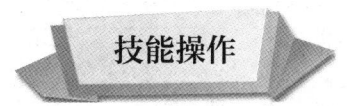

技能操作

健康教育资料的数字化汇总

一、分门别类归档管理

步骤1 根据不同需要选取数字资料存储形式

常用的数字资料存储形式包括文档、表格、演示文稿、音频文件、图片文件、视频文件等。

步骤2 确定合适的归档类别

结合个人习惯及工作需要确定归档类别。以个人配合社区开展疾病知识健康教育为例：第一层级可以划分为慢性非传染性疾病和感染性疾病；第二层级，慢性非传染性疾病可以进一步划分为心脑血管疾病、营养代谢性疾病、恶性肿瘤、精神类疾病和口腔疾病；第三层级，心脑血管疾病可进一步划分为高血压、血脂异常、冠心病、脑卒中；第四层级可再根据工作需要划分，如划分为文档资料、音频资料、图像资料、视频资料。关于疾病知识资料分类的示例见表2-2。

表 2-2 关于疾病知识资料分类的示例

归档类别	第一层级	第二层级	第三层级	第四层级
疾病知识	慢性非传染性疾病	心脑血管疾病	高血压	文档资料
				音频资料
				图像资料
				视频资料
			血脂异常	……
			冠心病	……
			脑卒中	……
		营养代谢性疾病	肥胖	……
			糖尿病	……
			痛风	……
			缺铁性贫血	……
			骨质疏松	……
		恶性肿瘤	……	……
		精神类疾病	……	……
		口腔疾病	……	……
	感染性疾病	病毒感染性疾病	乙肝	……
			艾滋病	……
			流感	……
			……	……
		细菌感染性疾病	……	……
		寄生虫病		
		真菌感染		
		立克次体感染		

需要注意的是，归档类别没有固定的格式，要以方便查找为基本原则。

具体操作方法是在计算机某一硬盘分区下，单击鼠标右键，选择新建文件夹，将文件夹命名为"疾病知识"，双击"疾病知识"文件夹；在该文件夹重复上述操作分别新建"慢性非传染性疾病"和"感染性疾病"两个文件夹；新建下一级的文件夹以此类推。

步骤 3　存储健康资料

在形成归类体系后，日常工作中就可以将需要存储的文件分门别类复制存储到相应的文件夹中。

二、将同一类资料汇总于同一文件

有时候，对文件分类归档过于精细会导致文件过多不易于查找，这个时候可考虑将同一类资料汇总于同一文件。但需要注意的是，这种方式最好统一以文字形式在文档中进行整理，因为此方式虽然也可以将音频、视频、图片等文件资料以插入的形式进行归类，但会导致文件容量过大，故不推荐。

步骤 1　新建 Word 文档，并明确文档主题

在计算机某一硬盘分区或者之前进行归档分类的文件中，单击鼠标右键，选择新建文档，明确该文档主题并命名。例如，主题为心脑血管疾病，该文档即以"心脑血管疾病知识"为文件名。

步骤 2　确定合适的归档类别

仍然以"心脑血管疾病"为例，归档类别第一层级仍然可以划分为高血压、血脂异常、冠心病、脑卒中，第二层级则可以考虑划分为病因、临床诊断、治疗、预防等类别，然后将不同的资料在第二层级下依次编号复制，形成第三层级，如图 2-1 所示。

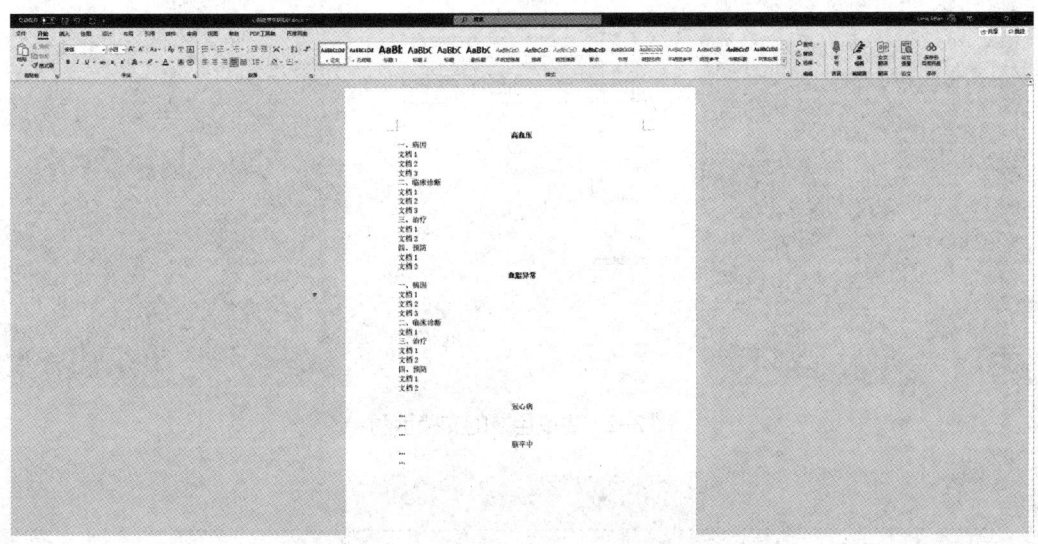

图 2-1　在 Word 文档中形成的归档类别示例

步骤3　插入文档页码、目录

单击 Word 顶部操作栏"插入"→"页码",选取习惯的页码展示形式,该 Word 文档即可生成页码。

分别设置不同层级标题。首先选择文档中的"高血压",单击"开始"→"标题1",将高血压设置为第一层级标题,血脂异常、冠心病、脑卒中等同样设置为第一层级标题。然后选择高血压层级下的"一、病因"按照上述操作将其设置为"标题2",同一层级的临床诊断、治疗、预防同样设置为"标题2",其他三种疾病下的病因、临床诊断、治疗、预防同样设置为"标题2"。各类疾病病因、临床诊断、治疗、预防下一层级的标题可设置为"标题3"。注意,虽然层级标题已经确定,但层级标题的字体、字号及是否居中等仍然可以调整。另外,可以采用格式刷的形式设置同一层级标题,以提高效率。

单击 Word 顶部操作栏"引用"→"目录",即可生成 Word 文档目录,一般选取自动目录。设置目录有利于快速地找到需要查找的文件资料。例如,如果想在文档中找到高血压的病因,可以按住键盘的 Ctrl 键,单击目录中"高血压"下的"一、病因",文档即直接跳至该部分内容,如图2-2所示。

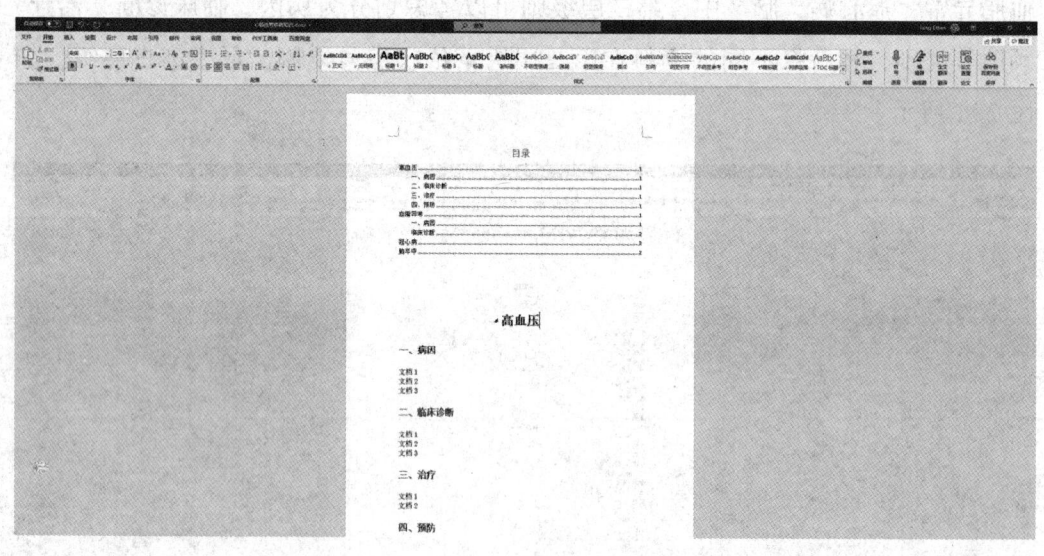

图2-2　生成目录的文档示例

培训单元 2　健康宣教活动实施

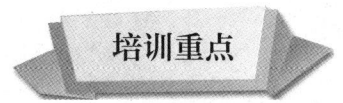

1. 了解常见的卫生健康宣教形式与特点。
2. 了解健康宣教活动的实施步骤。

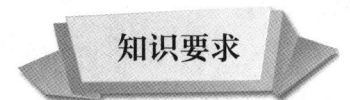

一、常见的卫生健康宣教形式

常见的卫生健康宣教形式包括提供健康教育资料、设置健康教育宣传栏、举办健康教育讲座、开展健康咨询活动、开展个体化健康教育服务五种基本形式。需要注意的是，这五种形式并非相互孤立，而是可以同时提供的。例如，开展健康咨询活动时可以提供健康教育资料，也可以设置健康教育宣传栏。

1. 提供健康教育资料

提供健康教育资料是指在特定场所，通过发放经过客观需求评估、科学表达的印刷资料或播放音像资料，向受众传播健康知识。

每个乡镇卫生院、村卫生室、社区卫生服务中心每年提供不少于 12 种内容的印刷资料，并及时更新补充，保障使用；乡镇卫生院、社区卫生服务中心等场所每个机构每年播放音像资料不少于 6 种。

从健康中国的宏观视角看，提供健康教育资料的形式不应限于基本公共卫生服务，而应利用学校、社区等一切便利场所以及丰富多彩的活动向公众提供健康教育资料。健康教育资料的形式也不应拘泥于上述种类，应当灵活多变，例如通过纸杯印刷健康知识、向公众赠送健康教育主题扑克牌等。

2. 设置健康教育宣传栏

健康教育宣传栏一般设置在户外、健康教育室、候诊室、输液室或收费大厅等明显位置，用于传播健康知识。

乡镇卫生院和社区卫生服务中心宣传栏不少于 2 个，村卫生室和社区卫生服务站宣传栏不少于 1 个，每个宣传栏的面积不少于 2 m²。宣传栏中心位距地面 1.5~1.6 m。每个机构每 2 个月最少更换 1 次健康教育宣传栏内容。

从宏观角度看，应当充分利用各类医疗机构、学校等场所以及各类活动，通过设置健康教育宣传栏进行健康知识传播。

3. 举办健康知识讲座

举办健康知识讲座是指具备一定健康专业技能的人员，借助教学工具，以教学的方式传播健康知识和技能的一种健康教育活动形式。

每个乡镇卫生院和社区卫生服务中心每月至少举办 1 次健康知识讲座，村卫生室和社区卫生服务站每 2 个月至少举办 1 次健康知识讲座。

4. 开展健康咨询活动

开展健康咨询活动是指基层医疗机构利用各种健康主题日或针对辖区重点健康问题，使用健康咨询的技术与方法，为求助者解答健康问题并提供咨询服务。

每个乡镇卫生院、社区卫生服务中心每年至少开展 9 次公众健康咨询活动。

5. 开展个体化健康教育服务

开展个体化健康教育服务是指根据不同个体的健康问题和健康危险因素，对服务对象（患者或者主动签约的咨询者）开展的有针对性的、个体化的健康指导和心理干预活动。其具体形式包括两种：对到门诊就诊或者寻求健康咨询的人群开展健康教育；对不方便就诊的患者或一些重点人群，包括老年人、孕产妇、新生儿以及行动不便的护理康复病人，提供上门访视的健康教育服务。

个体化健康教育服务是一种针对性、有效性较强的健康宣教形式，社群健康助理员如果能掌握一定的健康知识和技能，且能够辅助医务人员做好相应的工作，将会在健康宣教活动中发挥非常重要的作用。

二、不同卫生健康宣教形式的特点

1. 提供健康教育资料

（1）发放印刷资料

发放印刷资料的主要优点是方便，便于健康宣教受众携带并多次阅读，资料还可能被受众的亲属、朋友、同事阅读，宣传成本低、效率高。其缺点是对受众的健康素养有一定的要求，同时，发放印刷资料属于单向沟通形式，受众产生疑问时无法提供答疑服务，也难以评估宣传效果。

（2）播放音像资料

播放音像资料的主要优点是通过音像输出，能生动、形象地进行健康宣教，容易引起健康宣教受众的注意，利于其理解宣传内容，宣传成本较低。其缺点主要是该形式属于单向沟通，受众产生疑问时无法提供答疑服务，也难以评估宣传效果；此外，音像资料对个体往往是一过性收听，不利于受众记忆，因此单个音像资料传播的知识点不宜过多。

2. 设置健康教育宣传栏

设置健康教育宣传栏的主要优点是宣传成本低，可同时宣传多个主题，并且由于健康教育宣传栏往往摆放在醒目位置，容易引起公众的注意。其缺点是对受众的健康素养有一定的要求，其传播效率要低于发放印刷资料，传播效果往往不如播放音像资料；此外，设置健康教育宣传栏也属于单向沟通，因而难以评估宣传效果。

3. 举办健康知识讲座

举办健康知识讲座的优点是生动、形象，有利于受众理解健康宣教内容；作为一种双向沟通形式，有利于受众随时反馈，并且能够方便地开展讲座效果评价；同时，讲座形式为一对多，宣传效率较高。其缺点主要是对宣讲者要求较高，需要宣讲者能够准确把握公众需求，运用简洁、通俗、易懂的语言讲解知识；同时要求宣讲者具有良好的沟通能力，并且需要在受众中具有一定的权威性。

4. 开展健康咨询活动

开展健康咨询活动的优点是通过一对一咨询这种双向沟通形式，更容易识别咨询对象的健康问题，从而提供更准确的健康知识，了解受众对健康知识的掌握程度，健康宣教的效果会得到极大提升。但是该形式对人力资源消耗较大，如果想提高效率就必须缩短咨询时间，反而会影响咨询效果。

5. 开展个体化健康教育服务

开展个体化健康教育服务是对个体健康宣教效果最好的一种形式。在门诊医疗、上门访视等医疗卫生服务过程中，医务人员能够准确把握受众的健康需求，从而提供精准的健康教育处方。但同时，该形式也是效率最低的，目前基层医疗服务机构的服务人群众多，较难达到很好的效果。

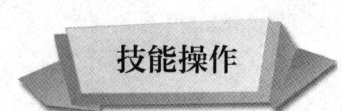

技能1 设置健康教育宣传栏

步骤1 健康需求评估

开展健康宣教的目的是让宣教的受众掌握健康知识、形成良好的健康行为，因此，了解受众的实际需求非常必要。开展需求评估的主要目的是通过评估了解健康宣教需要提供什么样的信息以及采用什么样的形式提供信息。这类需求评估适用于一切形式的健康教育活动。

在设置健康教育宣传栏时，具体需要对以下内容开展调查研究：与健康问题相关的行为问题，与行为问题有关的认知因素，人们的喜好与实际信息来源，人们可能利用的资源。开展需求评估的具体方法如下。

（1）资料查阅

通过统计资料和网络了解当地经济、教育、健康问题，还可以通过调阅社区健康档案了解社区健康问题。

（2）问卷调查

列出常见的健康需求问题，形成调查问卷，通过发放问卷进行统计分析，了解社区不同人群的健康需求。

（3）定性调查

通过专题小组讨论、个别访谈、深入观察、参与式调查等方式，了解宣教对象的实际需求。

调查方法的复杂程度可结合工作实际需求及资源情况确定，不同调查方法可结合使用，有助于深入了解目标人群的健康需求。

步骤2 明确目标人群及特征

在充分调查健康需求的基础上，选取健康宣教的目标人群，进而了解其基本特征，包括：性别、年龄、民族、宗教、风俗习惯、文化程度、经济收入、健康状况、对健康问题的了解程度、生活地域、活动范围甚至是对传播材料的喜好程度。

步骤3 制订健康宣教计划

在充分调查健康需求并明确目标人群的基础上，需要制订详细周密的健康宣教计划,具体内容主要包括以下四方面。

(1) 确定宣传目标

开展本次健康宣教的目标是为了传播知识还是学会技能,是为了倡导人群接种疫苗、改变健康行为还是单纯让受众了解情况。

(2) 确定健康宣教内容

健康宣教内容主要依据受众的健康需求确定。例如,针对青少年可考虑近视预防的内容,针对老年人可考虑跌倒等老年健康问题。同时健康宣教内容应综合考虑其他因素,例如季节因素,秋冬季可考虑流感预防的主题。

(3) 确定健康宣教的时间、地点、负责人

设置健康教育宣传栏需要确定具体的摆放地点、摆放时间以及由谁负责宣传栏的维护等。

(4) 明确健康宣教评价方式

健康宣教需要受众反馈以评估具体效果。因此,计划制订阶段应当就如何评估宣传效果给出具体方案。

步骤4　制作健康教育宣传栏

首先,要确保健康教育宣传栏内容的完整性。健康教育宣传栏应当包含栏头、期次、健康宣教内容、落款(健康宣教机构单位)、立栏时间,如图2-3所示。

```
        健康教育宣传栏
         ××××年第×期
          (主要内容)
                   机构单位
                ××××年××月××日
```

图2-3　健康教育宣传栏的基本样式

其次,在制作具体健康教育宣传栏时,需要综合考虑以下问题。

(1) 语言文字要生动简练、重点突出,信息量适合受众;字体清晰,字号合适,确保能够被正常视力的人在1.5 m的距离看清,不推荐使用斜体字和艺术字。

(2) 图像资料要具有美感、积极正面,注意比例,使用恰当的符号和颜色;要注意插图符合主题需要,涉及真实人物时本人要知情同意,引用网络图片应规避知识产权风险。

(3) 宣传栏面积不低于 2 m^2。应当注意，LED 屏、黑板报、展板等形式也能用于开展健康宣教，但不能代替健康教育宣传栏。健康教育宣传栏可以请专业的图文公司或者自行操作图文软件制作。

步骤 5　健康教育宣传栏专家审核与预试验

健康教育宣传栏制作好之后，应由 2~3 名医务工作者从科学性及信息准确性角度进行审查，提出修改意见并改正。

在正式使用健康教育宣传栏之前，应当开展预试验，以评估目标人群对材料的反应。具体可以组织目标人群就以下问题展开讨论。

（1）信息内容是否可以理解。

（2）语言、图画是否符合当地文化。

（3）语言文字是否具有说服力。

（4）目标人群是否可以接受。

（5）材料是否具有吸引力。

（6）是否包含了目标人群需要的信息。

（7）是否能激励目标人群行为。

如果预试验效果不够好，就应当对健康教育宣传栏进行修改调整。

步骤 6　健康教育宣传栏展示

健康教育宣传栏一般设置在户外、健康教育室、候诊室、输液室或收费大厅等明显位置，可以直接上墙，也可用支架支撑展示。

步骤 7　健康教育宣传栏效果评价

重点围绕健康宣教受众对宣教知识的掌握程度进行评价，同时也可以围绕预试验评估问题了解受众的满意度，从而根据评价结果提出未来工作的改进建议。

步骤 8　存档管理

存档管理是基层开展工作的重要内容。活动涉及的文字、图片资料，开展具体活动的照片以及事件、地点、评估报告等均应做好存档。

技能 2　发放健康教育印刷制品

发放健康教育印刷制品的程序与设置健康教育宣传栏的步骤基本类似，包括健康需求评估、明确目标人群及特征、制订健康宣教计划、健康教育印刷制品设计、印刷制品专家审核与预试验、印刷/制作与发放使用、印刷制品使用效果评价、存档管理。

与设置健康教育宣传栏相同的操作，此处不再赘述，只针对健康教育印刷制品设计环节的操作步骤进行阐述。

步骤1 制作健康宣传折页

健康宣传折页可以是两折的，也可以是三折的。该种印刷制品应便于发放携带，其记载的卫生知识理论应生活化、形象化；通过视觉语言进行信息传递和观点表达，让普通受众了解宣传的理念并深入感受和体验医学知识。设计折页的时候，需要做到首页标题直击主题，配图具有吸引力和视觉冲击力，色彩与内容相配。

步骤2 制作健康教育画报

可参考制作健康教育宣传栏。

步骤3 制作健康宣教手册

健康宣教手册是传授健康知识的小册子，既可以针对某一种疾病或者健康问题详细阐述，也可以针对不同疾病或者健康问题综合介绍，其制作可参考健康宣传折页。

技能3 播放健康教育音像制品

播放健康教育音像制品的步骤同样与设置健康教育宣传栏的步骤基本类似，包括健康需求评估、明确目标人群及特征、制订健康宣教计划、健康教育音像制品设计、音像制品专家审核与预试验、音像制品播放使用、音像制品使用效果评价、存档管理。因其实施步骤类似，此处只阐述播放健康教育音像制品的注意事项。

1. 播放的音像制品应当以视频资料为主。由于计算机及网络技术的普及，且视频资料宣传效果远远好于音频，因此，要尽量选用视频资料。

2. 选取的视频资料不宜过长，知识点不宜过多，应具有鲜明活泼的特点。视频资料播放时间不宜超过 2 min，传播的健康知识点以 3~5 个为宜。同时，资料的选取要尽可能具有吸引力。

3. 选取的视频资料语言要通俗易懂、画面简洁、图像清晰、音质干净，只有让受众感觉舒服，他们才能容易接纳。

4. 健康教育音像制品可在宣传活动现场播放，也可根据工作的日常安排进行常规播放。在季节性疾病多发流行期及健康主题宣传日，应当选择性地进行播放，如春秋季播放流行性感冒的预防知识，世界无烟日、世界爱眼日则需要播放控烟、视力保护等内容。

 相关链接

世界健康主题宣传日

世界健康主题宣传日见表2-3。

表2-3 世界健康主题宣传日一览表

序号	日期	健康宣传日名称
1	1月最后1个星期日	世界防治麻风病日
2	2月4日	世界抗癌日
3	3月3日	全国爱耳日
4	3月第2个星期四	世界肾脏日
5	3月21日	世界睡眠日
6	3月24日	世界防治结核病日
7	4月	全国爱国卫生月
8	4月7日	世界卫生日
9	4月11日	世界帕金森病日
10	4月15日至4月21日	全国肿瘤防治宣传周
11	4月25日至5月1日	全国《中华人民共和国职业病防治法》（以下简称《职业病防治法》）宣传周
12	4月25日	全国儿童预防接种宣传日
13	4月26日	全国疟疾日
14	5月的第1个星期二	世界防治哮喘日
15	5月8日	世界红十字日
16	5月12日	国际护士节
17	5月15日	全国碘缺乏病宣传日

续表

序号	日期	健康宣传日名称
18	5月17日	世界高血压日
19	5月第3个星期日	全国助残日
20	5月20日	中国母乳喂养日
21	5月20日	中国学生营养日
22	5月31日	世界无烟日
23	6月5日	世界环境日
24	6月6日	全国爱眼日
25	6月14日	世界献血者日
26	6月26日	国际禁毒日
27	8月1日至8月7日	世界母乳喂养周
28	8月19日	中国医师节
29	9月10日	世界预防自杀日
30	9月20日	全国爱牙日
31	9月21日	世界阿尔茨海默病日
32	9月29日	世界心脏日
33	9月第4个星期日	国际聋人节
34	10月1日	国际老人节
35	10月第1个星期六	世界造口日
36	10月8日	全国高血压日
37	10月10日	世界精神卫生日
38	10月第3个星期一	世界镇痛日
39	10月12日	世界关节炎日
40	10月15日	国际盲人节
41	10月20日	世界骨质疏松日
42	10月22日	世界传统医药日
43	10月28日	中国男性健康日
44	11月14日	联合国糖尿病日
45	11月第3个星期三	世界慢阻肺日
46	12月1日	世界艾滋病日
47	12月3日	世界残疾人日
48	12月15日	世界强化免疫日

技能4 举办健康知识讲座

步骤1 健康需求分析

可参考设置健康教育宣传栏部分内容。

步骤2 明确目标人群及特征

可参考设置健康教育宣传栏部分内容。

步骤3 制订健康宣教计划

(1) 确定讲座主题和内容

根据辖区的主要健康问题和辖区居民的健康需求确定讲座主题和内容。例如,针对0~6岁儿童,对家长进行的健康教育主题就要与儿童保健、预防接种相关;针对学生,可开展近视预防、口腔保健等主题讲座。

(2) 确定讲座授课教师

如资源条件允许,可邀请具有专业技术高级职称的专家授课,以提升授课的权威性。社群健康助理员可担任授课教师。

(3) 确定讲座时间、地点

根据计划培训的人数确定讲座地点,场地不应过于拥挤或者空旷;同时,应明确讲座举办的时间。

(4) 明确培训后测内容及培训效果评估方案。

(5) 与相关部门联系,取得他们的支持和帮助(场地、专家/主讲人等)。

(6) 制定因不可抗力因素导致讲座不能如期开展、讲座期间发生危险情况的应急预案。

步骤4 编写教案

教案应以演示文稿形式制作,可包括案例引入、前测、培训目标、具体培训内容、后测、总结几个部分。

(1) 案例引入要结合所讲授主题,选择生动活泼的案例,尽可能激发学员的学习兴趣。

(2) 前测是指针对宣讲主题选取1~2个简单的问题向学员提问,既能提升学员的注意力,又能了解学员对该知识领域的掌握情况,以便随时调整授课内容的深度。

(3) 培训目标应简洁,便于让学员明白通过学习能达到什么目标。

(4) 具体培训内容应涵盖所要讲授的知识，尽可能做到图、文、视相结合，各部分内容要连贯，形成一个系统的有机整体。

(5) 后测是指结合本次讲座选取题目进行测试，其目的是了解学员对本次讲座知识的掌握程度。

(6) 总结是为了带领学员快速回顾本次讲座的主要内容，同时加深对重点知识点的印象。

步骤5　发放培训通知及培训准备

社群健康助理员至少提前一周向目标人群发放培训通知。通知内容应当包括活动时间、地点、主题内容、授课老师、目标人群、注意事项、落款及时间。可通过各种渠道，如告示栏、广播及网络发放通知，最好在活动两天前再次提示，以便于活动顺利开展。在讲座前一天应做好现场布置，对计算机、投屏、音频等设备进行试用。

社群健康助理员可以结合健康知识讲座发放健康教育资料，并采取一定的激励措施提高公众的参与度，如发放印有健康知识的口袋、控盐勺等。

步骤6　健康知识讲座效果评价

可参考设置健康教育宣传栏部分内容。

步骤7　存档管理

可参考设置健康教育宣传栏部分内容。

技能5　开展健康咨询活动

步骤1　健康需求评估

可参考设置健康教育宣传栏部分内容。

步骤2　明确目标人群及特征

可参考设置健康教育宣传栏部分内容。

步骤3　制订健康宣教计划

社群健康助理员可参考举办健康知识讲座部分。咨询师资的选取应当充分考虑其沟通技巧与能力，以便提升健康咨询活动的效果。

步骤4　发放培训通知及培训准备

社群健康助理员至少提前一周向目标人群发放咨询活动通知。通知内容应当包括活动时间、地点、主题内容、咨询教师、目标人群、其他注意事项、落款及时间。应当通过各种渠道,如告示栏、广播及网络发放通知,最好在活动两天前再次提示,以便于活动顺利开展。在讲座前一天做好现场布置,对计算机、投屏、音频等设备进行试用。

社群健康助理员可以结合健康教育讲座发放健康教育资料,并采取一定的激励措施提高公众的参与度,如发放印有健康知识的口袋、控盐勺等。

步骤 5　健康教育讲座的效果评价

可参考设置健康教育宣传栏部分内容。

步骤 6　存档管理

可参考设置健康教育宣传栏部分内容。

技能 6　开展个体化健康教育服务

步骤 1　开展健康问题评估

针对前来咨询、就诊或者上门访视的个体,有效开展健康问题评估是提供个体化健康教育服务的前提。

(1)查阅健康档案

通过调取服务对象的健康档案,了解服务对象的既往史及健康状况。

(2)沟通交流

通过沟通交流了解服务对象的文化程度等信息,围绕服务对象的既往史及健康状况了解其生活习惯和健康行为。

(3)对于前来就诊的服务对象,还应当结合本次就诊的诊断结果综合评价其健康问题。

步骤 2　提供个体化健康信息或开具健康教育处方

(1)针对服务对象的健康问题,提供针对疾病风险因素、康复等方面的健康知识。

(2)开具健康教育处方也是开展个体化健康教育服务的标准化方法。

小贴士

中国健康教育中心于组织开发的《健康教育处方（2020 年版）》，主要覆盖《健康中国行动（2019—2030 年）》《国家基本公共卫生服务项目》《贫困地区健康促进三年攻坚行动方案》涉及的疾病，包括 13 种慢性病、10 种传染病和地方病、10 种妇女疾病和 12 种儿童青少年疾病。这些处方是由专家经过多轮讨论形成的共识性资料，可在国家卫生健康委员会网站下载。高血压患者健康教育处方如图 2-4 所示。

高血压患者健康教育处方

姓名：　　　　性别：　　　　年龄：　　　　诊断：

高血压是心脑血管疾病最主要的危险因素，容易引发脑卒中、冠心病、心力衰竭、尿毒症等并发症，致残、致死率高。在未使用降压药物的情况下，非同日 3 次测量收缩压 ≥140mmHg 和 / 或舒张压 ≥90mmHg，可诊断为高血压。如目前正在使用降压药物，血压虽然低于 140/90mmHg，仍应诊断为高血压。

高血压主要表现为头晕、头痛、眼花、胸闷、乏力、夜尿多等症状，但有些患者没有自觉症状，因而高血压也被称为“无声杀手”。中年以上人群一定要知道自己的血压水平，特别是在工作紧张、劳累等感觉不舒服时要及时测量血压。

高血压的主要危险因素包括：高盐饮食、超重和肥胖、身体活动不足、高血脂、吸烟、过量饮酒、长期精神紧张，以及高龄、遗传因素等。

采取健康生活方式，积极治疗，有助于延缓并发症的发生和发展，减轻心、肾、血管等靶器官的损害，促进身体康复，改善生活质量。

健康指导建议（请关注“□”中打“√”条目）

●健康生活方式

□ 少吃咸菜、腌制食品，每日食盐量不超过 5 克。
□ 多吃新鲜蔬菜、水果和豆类等富钾食物。
□ 少吃肥肉、动物内脏、油饼、油条等高脂肪食物，炒菜少放油。
□ 保持健康体重，身体质量指数应控制在 18.5~23.9 千克 / 米²［身体质量指数 = 体重（千克）/ 身高（米）²］。
□ 超重或肥胖者要减轻体重。
□ 不吸烟（吸烟者戒烟）。
□ 避免接触二手烟。
□ 不饮酒。
□ 适量运动。病情稳定者可在医生指导下，根据自己的身体情况，选择散步、慢跑、快步走等轻度到中等强度（微微出汗）的活动。建议尽量保持每周 5~7 次，每次持续 30~60 分钟。注意运动安全。
□ 监测血压。定期监测血压，感觉不舒服时要及时测量血压。
□ 保证睡眠充足，避免过度劳累。
□ 保持心情舒畅，情绪稳定，减轻精神压力。

●治疗与康复

□ 遵医嘱坚持长期药物治疗，不要自行停药或调整药物。
□ 定期复查。在医生指导下定期复查体重、腰围、血压、心率、血糖、血脂等，监测药物不良反应。
□ 靶器官损害及并发症监测。每年到医院进行高血压靶器官损害及并发症的全面检查，及早发现并及时治疗并发症。
□ 相关危险因素的处理。合并糖尿病、高血脂等患者应严格控制血糖、血脂。

●急症处理

□ 如病情加重，尤其出现下列情况，应尽快到医院就诊：
（1）收缩压 ≥180mmHg 和 / 或舒张压 ≥110mmHg，出现身体不适的症状。
（2）意识改变、剧烈头痛或头晕、恶心呕吐、视物模糊、眼痛、心悸、胸闷、喘憋不能平卧，建议使用急救车转诊。
（3）其他严重情况。

其他指导建议

医生 / 指导人员签名：　　　　咨询电话：　　　　日期：　　年　　月　　日

高血压患者健康教育处方使用说明

★**使用对象**：高血压患者。
★**使用方法**
1. 本处方不能替代医务人员开具的医疗处方，主要用于患者健康生活方式指导。
2. 医务人员应结合患者的病情、健康危险因素等，提供有针对性的健康指导。

图 2-4　高血压患者健康教育处方

步骤 3　完善健康档案

针对本次就诊或者提供的服务，完善服务对象的健康档案。

步骤 4　服务对象随访

开展个体化健康教育服务需要对服务对象进行追踪随访，可通过电话回访、现场回访等形式，了解其健康知识的掌握情况和健康行为的纠正情况，作为开展个体化健康教育服务的评价标准。同时，可以对服务过程的服务场所、服务态度、服务质量等几个方面开展满意度调查，为进一步完善服务提供参考。

步骤5　存档管理

将上述步骤涉及的痕迹资料填表归档，有条件的附上照片，妥善保管。

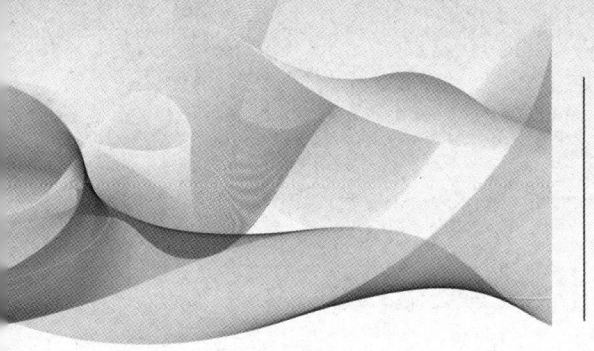

职业模块 三

健康咨询

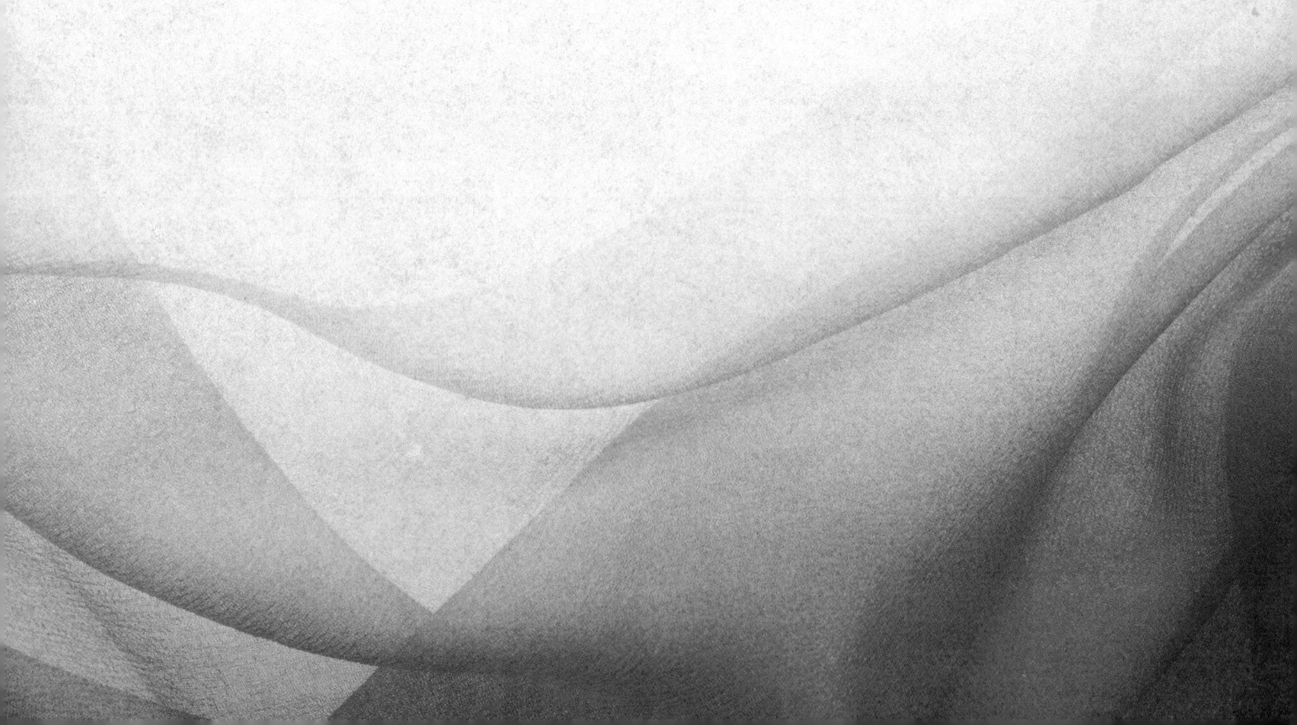

培训项目 1

健康咨询需求获取

培训单元 1　识别确定健康咨询对象

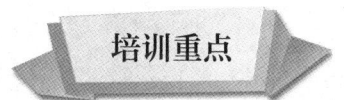

1. 了解健康咨询的服务群体。
2. 了解健康咨询需求的常用获取工具。

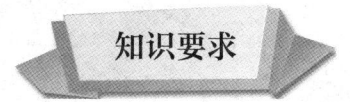

健康咨询是指经过培训的健康咨询从业者根据咨询者自身健康状况、日常生活、工作、旅行、饮食情况、居住地或旅行地的气候地理环境因素、疫病流行情况、卫生法规政策、卫生保障水平等，为咨询者分析可能发生的健康问题或健康风险，提供应对方法、意见或建议，从而维护和促进咨询者的健康。

一、健康咨询的服务群体

1. 健康咨询服务群体的分类

一般而言，健康咨询的服务群体有以下几种分类方式。

（1）按健康状态划分，可分为健康、亚健康、亚临床、疾病、特殊生理时期状态等。

（2）按疾病类别划分，可分为糖尿病、冠心病、高血压、高脂血症（血脂异常）、肥胖、痛风、代谢综合征等。

(3) 按危险因素程度划分，可分为低危险因素、中危险因素、高危险因素、极高危险因素。

(4) 按不同职业人群划分，可分为教师、公务员、企业家、工程师、金融从业人员等。

(5) 按收费标准划分，可分为自费、公费、第三方支付等。

(6) 按市场营销模式划分，可分为低端、中端、高端等。

(7) 按客户形态划分，可分为机关、事业单位、企业等。

(8) 按客户属性划分，可分为个人、家庭、团体等。

(9) 按具体目的划分，可分为体重控制咨询、烟酒控制咨询、睡眠咨询、压力控制咨询、慢性病咨询等。

(10) 按不同生命时期划分，可分为围生期、新生儿期、婴儿期、幼儿期、儿童期、青少年期、青年期、中年期、老年期等。

2. 健康咨询服务群体的判别

健康咨询服务群体的判别除了要考虑客户的年龄、职业、健康状况外，还需考虑客户的咨询需求、客户属性、经济承受能力等因素，利用客户提供的健康档案和面谈获取的信息，综合判断客户特征。

二、健康咨询需求的常用获取工具

1. 问卷形式

通过让客户填写专业设计的问卷可识别确定咨询需求。问卷一般包括年龄、性别、身高、体重、职业、咨询需求、常见疾病表征等信息。问卷形式是获取健康咨询需求的常用工具，问卷不宜过长，问题不能过多，最好能直接被计算机读入，以节省时间，提高工作效率。

2. 面谈形式

通过与客户面对面交谈、细致观察、简单诊断等手段，识别、确定咨询需求。

3. 电话形式

通过电话沟通问答，了解客户信息及咨询需求。

4. 互联网形式

互联网是一种新兴的健康咨询需求获取工具，可根据场景的不同与前三种形式结合使用，如电子问卷、网络视频咨询、语音通话咨询等。

5. 社交媒体形式（微信、微博、新闻客户端）

以往在开展健康咨询时，前台工作人员一般会对客户进行简单的健康咨询及教育，若需要更深入的交流，则会提醒客户主动申请由健康咨询从业者进行一对一的健康教育，但主动申请的客户少之又少。如今，通过微信、微博和新闻客户端搭建的健康咨询平台能够有效解决这种问题，平台会定期推送各类健康信息，客户只需要利用好碎片时间就可以阅读信息。另外，需要深入进行健康咨询的客户可以通过平台申请一对一的健康咨询，工作人员可通过网络提供全面细致的服务，更好地保护了客户隐私，也可以满足客户随时随地进行健康咨询的需求。

三、问卷设计

1. 问卷设计的一般原则

（1）问卷上所列问题应该都是必要的，既要考虑资料收集应尽量完整，又要使问卷尽可能简明，可有可无的问题不要列入。

（2）所提问题应该能使被调查者理解。

（3）问题要提得清楚、明确、具体。

（4）避免使用引导性问题或带有暗示性的问题。

（5）提问的方式

1）封闭式提问，即在每个问题后给出若干个答案，被调查者只能在这些答案中进行选择。

2）开放式提问，允许被调查者用自己的话来回答问题。由于采取这种方式提问会得到各种不同的答案，不利于资料的统计分析，因此在调查问卷中不宜过多使用。

2. 问卷的设计要求和注意事项

（1）问卷不宜过长，问题不能过多，一般控制在 20 min 左右回答完毕。

（2）要有利于被调查者做出真实的选择，因此答案切忌模棱两可，以免被调查者难以选择。

（3）尽可能避免使用专业术语，也不能将两个问题合并为一个，以免得不到明确的答案。

（4）问题的排列顺序要合理，一般先提出概括性的问题，逐步启发被调查者，做到循序渐进。将比较难回答的问题和涉及被调查者个人隐私的问题放在最后。

（5）问卷中问题的排序应具有逻辑性。如"症状"的排序可参考我国相关部门调查的居民就诊原因的排序结果。

 相关链接

健康咨询问卷样表

编号：_____

您好！

本问卷是这次健康咨询的重要组成部分，旨在对您的健康咨询需求进行全面的了解。为了使您的评估结果更为可靠，请您尽可能按照实际情况填写。

第一部分：一般信息

一、基本信息

姓名：	性别：	工作单位：
民族：	籍贯：	出生日期：

二、职业（单选，离退休人员请选择退休前职业）

1. 党的机关、国家机关、群众团体和社会组织、企事业单位负责人	2. 专业技术人员
3. 办事人员和有关人员	4. 社会生产服务和生活服务人员
5. 农、林、牧、渔业生产及辅助人员	6. 生产制造及有关人员
7. 军队人员	8. 其他

三、文化程度

1. 初中及以下　2. 高中/职高/中专/中技　3. 大专及以上

四、婚姻状况

1. 未婚　2. 已婚　3. 离异　4. 丧偶　5. 其他

五、家庭住址

_____

六、手机/电话

_____

七、邮箱

_____

第二部分：个人健康状况及家族史

一、您最近半年来是否出现过以下症状（每项单选）

1. 发热	没有	偶尔	经常
2. 疲乏无力	没有	偶尔	经常
3. 食欲缺乏	没有	偶尔	经常
4. 头痛	没有	偶尔	经常
5. 头晕、站立不稳	没有	偶尔	经常
6. 胸部疼痛	没有	偶尔	经常
7. 活动时呼吸困难	没有	偶尔	经常
8. 咳嗽	没有	偶尔	经常
9. 咳痰带血	没有	偶尔	经常
10. 睡觉时打呼噜	没有	偶尔	经常
11. 白天打瞌睡	没有	偶尔	经常
12. 吞咽困难	没有	偶尔	经常
13. 上腹部胀、痛	没有	偶尔	经常
14. 便秘	没有	偶尔	经常
15. 腹泻	没有	偶尔	经常
16. 大便带血	没有	偶尔	经常
17. 排尿困难	没有	偶尔	经常
18. 尿痛	没有	偶尔	经常
19. 关节疼痛	没有	偶尔	经常
20. 腰痛	没有	偶尔	经常
21. 失眠	没有	偶尔	经常

二、您目前或曾经是否患过以下疾病（请在对应项目下打√）

疾病名称	从未患过	曾经患过	目前患有	如果目前患有该疾病，您是：		
				在医生指导下治疗	自我治疗	未治疗
1. 慢性支气管炎						
2. 哮喘						
3. 肺气肿						
4. 肺结核						
5. 慢性阻塞性肺疾病						
6. 肺源性心脏病						
7. 高血压						
8. 冠心病						
9. 心力衰竭						
10. 脑卒中						
11. 糖尿病						
12. 慢性胃炎或溃疡						
13. 慢性肠道疾病						
14. 慢性肝炎						
15. 肝硬化						
16. 贫血						
17. 慢性肾衰竭						
18. 骨质疏松症						
19. 痛风						
20. 胃癌						
21. 肺癌						
22. 肝癌						
23. 大肠癌						
其他疾病（如有，请列出）：						

三、您父母或兄弟姐妹是否患有或患过以下疾病（每项单选）

1. 慢性支气管炎或肺气肿	否	是	不知道
2. 肺结核	否	是	不知道
3. 糖尿病	否	是	不知道
4. 高血压	否	是	不知道
5. 冠心病	否	是	不知道
6. 脑卒中	否	是	不知道
7. 慢性肝炎	否	是	不知道
8. 肺癌	否	是	不知道
9. 肝癌	否	是	不知道
10. 胃癌	否	是	不知道
11. 大肠癌	否	是	不知道

四、如果您是女性，请回答以下问题（每项单选或填数字）

1. 您第一次来月经的年龄是	＿＿岁		
2. 您是否已经绝经	否	是，您的绝经年龄是＿＿岁	
3. 如果已婚，您结婚的年龄是	＿＿岁		
4. 您是否已经生育孩子	否	是，您生第一胎的年龄是＿＿岁	
5. 您的孩子是否母乳喂养	否	是	
6. 您是否做过宫颈细胞学涂片检查	否	是	不知道
7. 您是否在服用雌激素类药物	否	是，您服用的时间是＿＿年	
8. 您是否患过乳腺癌	否	是	不知道
9. 您母亲和姐妹是否患过乳腺癌	否	是	不知道
10. 您多长时间做一次乳腺检查	1年及以下	2年	3年及以上	不做

第三部分：饮食习惯和生活方式

一、饮食习惯

1. 一般情况下，您平均每周有几天吃以下食物？（每项单选）

1. 谷类（大米、面食、杂粮）	5~7 天	3~4 天	1~2 天	<1 天
2. 肉类（猪、牛、羊、家禽）	5~7 天	3~4 天	1~2 天	<1 天
3. 鱼类或其他水产品	5~7 天	3~4 天	1~2 天	<1 天
4. 新鲜蔬菜和水果	5~7 天	3~4 天	1~2 天	<1 天
5. 奶类及其制品	5~7 天	3~4 天	1~2 天	<1 天
6. 蛋类及其制品	5~7 天	3~4 天	1~2 天	<1 天
7. 豆类及其制品	5~7 天	3~4 天	1~2 天	<1 天
8. 甜食（甜点、糖果等）	5~7 天	3~4 天	1~2 天	<1 天
9. 油炸食品	5~7 天	3~4 天	1~2 天	<1 天
10. 烟熏类食物	5~7 天	3~4 天	1~2 天	<1 天

2. 一般情况下，您平均每天吃的食物量是多少？（每项单选）

1. 谷类（大米、面食、杂粮）	≥600 g	(250~550) g	(100~200) g	≤50 g
2. 肉类（猪、牛、羊、家禽）	≥600 g	(250~550) g	(100~200) g	≤50 g
3. 新鲜蔬菜和水果	≥600 g	(250~550) g	(100~200) g	≤50 g

3. 您的口味相比于周围人如何？（单选）

很淡	略淡	相同	略咸	很咸

二、吸烟状况（每项单选或填数字）

您吸烟吗？

是，请回答第1~3题 否，请回答第6题 已戒烟，请回答第3~6题	1. 您主要吸哪种类型的烟？卷烟/雪茄/烟丝/电子烟
	2. 您平均每天吸多少支香烟？____支/天
	3. 您多少岁开始吸烟？____岁
	4. 您是多少岁戒的烟？____岁
	5. 戒烟前，您平均每天吸多少支香烟？____支/天
	6. 您工作场所或居所有人吸烟吗？是/否

三、饮酒状况（每项单选或填数字）

1. 您喝酒吗？ 不喝　　以前喝酒，现在不喝　　喝酒
2. 您一般多长时间喝一次酒？ 每天或几乎每天　　每周3~4次　　每周1~2次　　其他
3. 您通常每次喝多少酒？ 白酒____mL　葡萄酒____mL　黄酒____mL　啤酒____mL　其他____mL
4. 如果一天不喝酒，您会感到不舒服吗？ 不会　　会

四、体力活动及体育锻炼（每项单选或填数字）

工作性质	静坐为主	轻度活动	体力劳动
上班交通	步行或骑车	公交或地铁	开车
	如果步行或骑车，每天大概多长时间？____min		
干家务活	从不	偶尔	经常
体育锻炼	1. 您最近参加过持续20 min以上的体育锻炼吗？否/是		
	2. 您平均每周锻炼多少次？____次		
	3. 您每次锻炼多长时间？____min		
	4. 您常用的体育锻炼方式是什么？ 散步/快走　跑步　骑车　游泳　球类　室内健身　其他		

五、精神及社会因素（每项单选）

1. 您对目前的生活满意吗？	很满意	满意	一般	不满意	很不满意
2. 您对目前的工作满意吗？	很满意	满意	一般	不满意	很不满意
3. 在过去的一年里，您认为工作和生活中的精神压力大吗？	没有压力	压力较少	一般	压力较大	压力很大
4. 在过去的一年里，您有过心情沮丧或低落吗？	从来没有	很少	偶尔	经常	总是
5. 在过去的一年里，您有过心情烦躁或不安吗？	从来没有	很少	偶尔	经常	总是

培训单元2 分析咨询者健康咨询需求

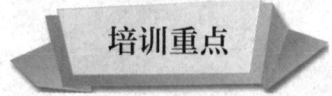

1. 了解常见的健康咨询需求。
2. 了解不同咨询群体的常见需求倾向。
3. 了解健康咨询的基本要求。
4. 能根据咨询对象的特点辨析咨询需求。

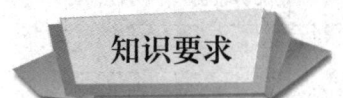

一、常见的健康咨询需求

1. 饮食管理

随着社会经济的发展,人们的生活水平不断提高,餐桌上的食物也日益丰富,但有相当多的人吃得不科学、不健康,营养失衡、暴饮暴食的问题相当突出。营养不均衡会导致疾病,恶性肿瘤、心脑血管疾病、糖尿病以及骨质疏松症等慢性非传染性疾病都与营养不均衡有着密切关系。全面均衡、适量营养,是学问非常深的健康科学,即使是一些文化程度较高的人也未必全面了解,所以许多人有咨询饮食管理的需求。

2. 健康调补管理

《保健食品注册管理办法(试行)》规定,保健食品是指声称具有特定保健功能或者以补充维生素、矿物质为目的的食品。即适宜于特定人群食用,具有调节机体功能,不以治疗疾病为目的,并且对人体不产生任何急性、亚急性或者慢性危害的食品。可以看出,保健食品本质上是食品,同时具有特定的保健功能,只适用于特定人群,因此个人不应随意食用,需要先咨询专业人士再针对性地食用。

3. 运动健身管理

保持脑力与体力协调,进行适宜的运动是预防、消除疲劳,保持健康的一个重要因素。体育锻炼对职场人群尤为重要。脑力工作者体力活动少，这是导致肥胖、高血脂、高血压、高血糖、冠心病等"富贵病"的一个不可忽视的健康危险因素。同时，许多人并没有掌握科学的健身方式，只是简单地跑步、骑车，不会控制健身强度，也不清楚有氧运动与无氧运动的区别和效果，最终往往事倍功半，因此需要进行相关咨询。

4. 居室卫生管理

人一生的大部分时间都是在室内度过的。居室环境质量的优劣与人体健康有着密切关系，如果居室光照不佳，存在装潢污染、电磁污染、生物污染、生活污染等，就会影响人体健康，导致亚健康乃至疾病。因此，越来越多对健康有要求的人会倾向于咨询居室卫生相关知识，在房屋装修、家具设置等方面寻求帮助。

5. 卫生习惯管理

行动养成习惯、习惯形成性格、性格决定命运，这句话深刻揭示了良好的习惯对于人一生的重大影响。良好的卫生习惯包括环境卫生习惯、生活起居习惯、饮食卫生习惯、用眼卫生习惯等。首先，保持良好的卫生习惯，可直接减少病原菌的侵入，防止疾病发生；其次，保持良好的卫生习惯，可帮助人们保持健康，避免亚健康；另外，保持良好的卫生习惯对人们素质、品德的形成和高尚情感的培养等起到相辅相成的迁移作用。所以，人们会寻求卫生习惯管理的相关知识。

6. 睡眠管理

睡眠是人们日常生活的一个重要组成部分。睡眠不足，不但会消耗更多的能量，使机体能量代谢紊乱，而且由于激素合成不足，还会造成体内环境失调，进而影响人体免疫功能。然而，大多数人并不知道如何"睡得好"，不会选择合适的睡眠环境、睡眠时间以及寝具，对失眠没有科学认识，认为睡不好只是身体还不累，对此并没有解决的方法。所以，越来越多的人倾向于向健康咨询师或相关从业者咨询如何进行睡眠管理。

7. 心理健康管理

现代医学表明，持续的心理紧张、心理压抑和心理冲突会造成精神疲劳，导致免疫功能下降，容易发生疾病。精神损伤、精神刺激可以引起人体的生理变化，如持续情绪波动可使心跳显著增快、血压急剧上升、红细胞激增、血黏稠度增加。保持心理健康对个人健康而言具有十分重要的意义。随着社会生活压力、职场压力、学习压力的日益增加，导致越来越多的人处于心理亚健康状态，甚至患上心理疾病，因此迫切需要心理健康管理。

二、不同咨询群体的常见需求倾向

1. 不同年龄段健康咨询的常见需求

儿童健康咨询的常见需求包括不同年龄儿童健康指导、儿童保健服务、儿科常见疾病诊疗服务等。

青年健康咨询的常见需求包括常见病防治、饮食营养管理、合理运动知识、常见药物用药咨询、心理健康管理、烟酒管理等。

老年健康咨询的常见需求包括老年慢性病防治、养生知识、慢性病药物用药咨询、保健护理等。

2. 不同性别健康咨询的常见需求

男性健康咨询的常见需求包括勃起功能障碍、阴茎短小、射精功能障碍、男性不育、生殖器疾病、乳腺疾病、中老年男性易患疾病等。

女性健康咨询的常见需求包括妇科炎症、月经失调、宫颈糜烂、宫颈炎、女性不孕不育等。

3. 不同文化程度健康咨询的常见需求

文化程度较高的咨询者倾向于了解常见疾病预防、饮食健康管理、体重控制、养生保健信息、心理健康问题、医疗保险等。

文化程度略低的咨询者倾向于在患病后了解特定疾病信息、疾病诊疗方法、疾病治疗是否可用医保等。

三、健康咨询的基本要求

1. 自愿原则

健康咨询必须是咨询者完全自愿的,这是确立咨访关系的先决条件。没有咨询愿望和要求的人,咨询从业者不应主动为其提供健康咨询。只有客户对自身的健康感到不适或担忧,为此而烦恼并愿意寻求咨询工作者帮助,咨询从业者才可以为其提供服务。

2. 保密原则

保密原则是咨询从业者必须恪守的基本准则,也是与服务对象保持信任关系的基本条件。除行业规定的例外保密情形,咨询从业者不应随意向外人提供咨询客户信息。如因学术交流或普及宣传的需要而引用典型病例资料时,也不能指出真实姓名和单位,以免误解或造成不必要的纠纷和后果。

3. 建立平等友好的信赖关系原则

只有尊重对方，平等相待，才能提高咨询效率。健康咨询从业者与咨询者应是亲密的朋友关系，在彼此平等、尊重、信任、友好、相互理解的气氛下进行咨询活动。在咨询过程中，要给咨询者一个热情、稳重、安全的良好印象，良好的第一印象是打开心灵之窗的一把金钥匙。绝不能以权威者或家长自居，发号施令，要求对方绝对服从。应耐心地听取咨询者的叙述和要求，做好必要的资料收集工作，用亲切、婉转、磋商的方式提供咨询意见和建议，充分调动咨询者的主观能动性和自信心。

4. 鉴定需求原则

健康咨询从业者应避免主动指出服务对象存在的问题。

5. 调动参与原则

健康咨询从业者应着力调动对方的参与意识和主观能动性，促使对方主动思考，进行自我分析、自我批判，从而接受新的知识，树立新的态度。

6. 接触限制原则

接触只能限于健康咨询服务范围内，健康咨询从业者与咨询者的接触不得违反职业操守和社会公序良俗。

7. 伦理原则

健康咨询从业者必须遵循普遍认同的伦理规范与价值观。

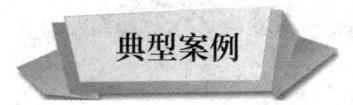

辨析咨询需求

一、情景描述

赵先生，男，45岁，汉族，山东人，某大型商场市场部经理。身高175 cm，体重95 kg，血压130/80 mmHg，饮食以荤食为主，爱吃面点甜食、油炸食品，很少食蔬菜、水果。由于近五年工作应酬较多，常出去吃夜宵且大量饮酒。平时以车代步。休息日赵先生喜欢在家睡觉、看电视，几乎不出门，很少进行体育锻炼。

二、案例分析

根据计算，赵先生的身体质量指数为31，属于肥胖，因此需要进行减肥管理。

1. 健康饮食管理

赵先生饮食以荤食为主，爱吃面点甜食、油炸食品，很少食蔬菜、水果，大量饮酒。从中可以看出其饮食极不规律，营养失衡，需要进行健康饮食管理。

2. 合理运动管理

赵先生平时以车代步，休息日喜欢在家睡觉、看电视，几乎不出门，很少进行体育锻炼，加上其肥胖的体质，需要咨询如何进行合理运动。

3. 高血压防治

正常的血压范围是收缩压90~120 mmHg，舒张压60~90 mmHg。当收缩压超过140 mmHg或者舒张压超过90 mmHg时，就可以诊断为高血压。赵先生血压130/80 mmHg，虽然尚未到达高血压的标准，但根据其身材肥胖、缺乏运动及不健康的饮食习惯判断，日后有极大概率会患上高血压，有必要提前进行高血压防治。

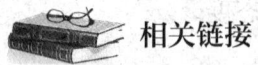 相关链接

调节心态（减压）八法

1. 调节好环境温度

据观察，室温在24~25 ℃时，人体生理功能处在最佳状态。高于这个温度，人会感觉烦躁；低于这个温度，人会变得迟钝。温度与人体心理状态有着密切关联。

2. 散步10 min

散步能促进血液循环，调节人体心血管功能和呼吸功能；同时，还能减轻心理负荷，对于由疲劳或精神压力过大而引起的恶劣情绪有明显的缓解作用。

3. 吃淀粉类食物

实验证明，面包、饼干等含大量碳水化合物的食品，可使大脑产生较多的5-羟色胺，有利于情绪的平静和稳定。另外，因大脑疲劳导致的情绪低落还可以通过额外补充维生素B_1、维生素B_2、维生素B_6，促进堆积在大脑的乳酸、酮酸排泄，达到消除疲劳、稳定情绪的效果。

4. 多接触绿色、蓝色

生理学家认为，绿色或蓝色可以使人产生回归自然的愉悦感，能让人联想起蓝天、大海、森林。所以，在心情烦躁时，注意欣赏大自然的色彩，到户外呼吸新鲜空气，仰望蓝天，可以使人心旷神怡。

5. 照镜子增强信心

照镜子的方法简单、有效，可以使人增强信心、强化激情。首先站在镜子前，看到身体的上半部分。笔直站立，脚后跟靠拢，收腹、挺胸、昂首，做3~4次深呼吸，然后凝视镜中双眼，告诉自己会心想事成，并大声说出来。每天至少早晚各做1次，反复对自己说，我会获得成功的。这样做并不可笑，因为任何渗入潜意识的设想，都有可能在生活中成为现实。

6. 要把压抑和痛苦说出来

对于日常生活和工作中遇到的压抑和痛苦，要学会说出来，否则就会把紧张、焦虑的情绪封闭在心中，引发身心疾病。这是因为倾诉具有防卫功能，通过倾诉不但能够减轻或释放压力，得到适当的抚慰，还能在倾诉过程中相互探讨，从而发现问题的根源，唤起奋进的勇气和决心。

7. 别把痛苦无限放大

有个女孩，对相亲不感兴趣。有一次她家人给她安排了一次相亲，她偷梁换柱，让她的朋友去顶替，没想到对方是一位钻石王老五，并且和她的朋友一见钟情，缔结百年之好。女孩为此郁郁寡欢，认为自己拒绝那次相亲，失去了一生的幸福，痛苦从此把她淹没了。其实，她完全可以这样想，适合别人的不一定适合自己，属于自己的幸福一定在不远处等着。可惜的是，人们常常习惯沿着痛苦的思路往下想，结果只能越想越痛苦。

8. 用平和的心态投入竞争

竞争在某种意义上是无情的、残酷的，把市场经济下的商场比作战场一点也不过分。有战争就会有"流血"，因此，要做好充分的思想准备迎接竞争。竞争是原动力，能催人奋发向上，使人进步。但要抱着平和的心态投入竞争，只讲究过程，不强调结果。也就是说，不要放弃竞争，要进行充分准备，通过竞争不断提高自己，但也不要过分看重结果。竞争成功了，当然令人高兴；不成功，也不必气馁，而是要积极总结经验教训，万万不可因此而心灰意冷，否则不仅影响进步，而且有损健康。

培训单元3 选择健康咨询技巧和方法

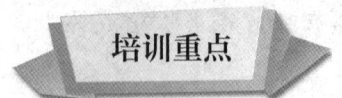

1. 了解健康咨询的技巧和方法。
2. 能根据不同咨询群体选择不同的健康咨询技巧和方法。

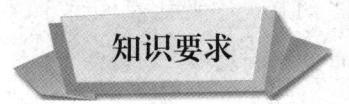

一、健康咨询的技巧和方法

1. 倾听与贯注

对于咨询师来说，应记住倾听是为了理解，而不是为了回应，倾听的前提就是全神贯注。在见到来访者之前，先确保自己心平气和，可以随时开始与来访者进行交流，让来访者能够看到并感受到，在和他一起的时间里咨询师已经全神贯注。

眼神接触是展现处于倾听状态的最佳方式，这代表咨询师正全身心地关注来访者。当然，对于某些来访者而言，直接的眼神接触会让他感到不自在，甚至觉得不被尊重。这时要注意控制注视来访者的时长和目光焦点，不要把自然的眼神接触变成盯着来访者。

咨询师的坐姿同样能向来访者传递其是否在专注地倾听。咨询师可以让自己坐得更放松和舒适一些，这样注意力就可以聚焦在来访者身上，而不是自己身上。

身体适度的前倾有利于让倾听显得更友善，更能表现出密切的关系。

咨询师要注意自己的身体语言。若双臂交叉地坐则会被来访者误以为是拒绝交流，应向来访者呈现一种更开放的坐姿。

2. 建立关系

关系的建立来源于一系列条件的满足，这些条件包括咨询师展现了深度的共情，营造了来访者受欢迎和受尊重的氛围，来访者在这段关系里受到了咨询师无条件的积极关注。

3. 沉默

沉默也许是最被低估的咨询技巧，它可以运用于咨询过程的任何阶段，尤其是一开始，当来访者要讨论自己所面对的困扰时，运用沉默技巧，可以让来访者更有条理地表达自己的情感和想法，感受到自己被倾听；也让咨询师有时间梳理来访者所提供的信息，从而更深刻地理解来访者；同时，也给了咨询师组织恰当语言回应的时间。

4. 释义

释义是指由咨询师向来访者回应其叙述中的核心要点，可以让来访者知道咨询师正在关注和倾听他，令来访者有机会纠正咨询师对问题的理解，并提供更多的补充信息。

5. 反馈

反馈是一项可以和释义联合使用的技巧，主要针对来访者所表达的情感。

6. 澄清

有时来访者给出的大量信息会令咨询师感到困惑。通过澄清（问一个相关的问题），咨询师可以更好地理解来访者想要表达的信息。

7. 总结

总结是指通过提炼来访者在本次咨询中所说的和所感受到的信息，让来访者意识到自己所表达的都已经被咨询师理解和接纳了，也让来访者意识到本次咨询已经结束。

总结也可以运用于咨询过程中，它能帮助咨询师澄清来访者所说的内容和所表达的情感，了解来访者是否被正确地倾听，并允许来访者对咨询师的总结给予纠正和补充。

8. 聚焦

如果来访者带着许多问题而来，聚焦就是一个很有用的技巧。通过询问来访者哪个问题是最困扰他的，可以明确咨询师的工作重点。当咨询师解决了来访者的首要问题时，次要问题也可能会迎刃而解。

二、根据不同咨询群体选择不同的健康咨询技巧和方法

1. 根据不同年龄段选择健康咨询的技巧和方法

对于年龄较小的咨询者，沟通上可以循循善诱，保持微笑，以缩小与咨询者间的心理距离；态度要心平气和，不要产生不耐烦的情绪，要重复解释专业方面的知识，确保咨询者听懂、理解。

对于年龄较大的咨询者，要表现出专业性，多做一些反馈、澄清和总结。

2. 根据不同性别选择健康咨询的技巧和方法

对于男性咨询者，一般倾向于采用直面重点的咨询技巧，表现出专业性、严肃性，要注重倾听、及时反馈、总结重点。

对于女性咨询者，一般倾向于旁敲侧击式的咨询技巧，要善于共情，建立友好、轻松的关系，注重释义、澄清、总结，聚焦咨询者的提问。

3. 根据不同文化程度选择健康咨询的技巧和方法

对于文化程度较高的咨询者，需要运用医学理论知识，适当引用专业术语，突出专业性、技术性。

对于文化程度略低的咨询者，取得对方的信任是非常重要的，可以适当表现得强硬且保持尊重，尽量使用比较简单的专业术语和理论常识。

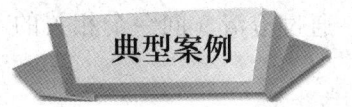
典型案例

劝说糖尿病患者进行胰岛素治疗

一、情景描述

患者张某，男性，45岁，家境一般，知名外企职员。该患者3年前诊断出患有糖尿病，一直在某医院的内分泌门诊进行治疗。目前，数种降血糖药物同时服用，且已达到最大剂量，但仍控制得不理想，专科医生建议其改用胰岛素治疗。张某不仅不愿意接受，而且极为抗拒，出现焦虑和抑郁情绪，导致血糖控制更加不理想。

经人介绍，张某结识了一位健康咨询师，在了解了他的糖尿病治疗情况和血糖水平后，与专科医生的意见一致，认为患者应当使用胰岛素治疗。同时，健康咨询师鼓励患者讲述糖尿病对他生活（家境一般）、工作（外企工作）和心理（担心疾病影响自己工作发展）方面的影响以及他对胰岛素治疗的看法。

健康咨询师向患者耐心分析了他的病情，使用胰岛素的利弊以及对其生活、工作可能产生的影响；经过数次交流，患者消除了对自己病情和胰岛素治疗的消极观念，并与医生商讨了胰岛素治疗方案，最后选择了白天服药，睡前皮下注射中效胰岛素的方法，使血糖得到较好的控制，患者也恢复了往日的自信。

二、案例分析

患者张某一开始不愿意接受胰岛素治疗可能有以下原因。

1. 对胰岛素治疗不了解，心存疑虑，担心其安全性。
2. 经济承受能力较差，害怕无力承担治疗费用。
3. 害怕胰岛素治疗影响其工作。
4. 长期服药没有效果，担心胰岛素治疗效果也不理想。

健康咨询师针对患者以上四种顾虑，分别进行了解答和疏导。首先与患者建立了朋友般的关系，引导其讲述糖尿病对生活、工作和心理方面的影响以及对胰岛素治疗的看法，倾听后了解了他对胰岛素治疗犹豫不决的原因。其次，用专业知识向患者介绍了什么是胰岛素治疗，消除了患者对胰岛素的误解和知识盲区。最后，考虑到胰岛素治疗对患者生活工作的潜在影响以及患者的经济承受能力，建议患者采用白天服药，睡前皮下注射中效胰岛素的方法，最终取得了良好的效果。

培训项目 2 健康咨询服务

培训单元1　个人健康咨询

培训重点

1. 掌握提供健康咨询意见和建议的基本原则与方法。
2. 了解常见的健康生活方式。
3. 掌握健康生活方式的管理方法和建议。

知识要求

一、提供健康咨询意见和建议的基本原则与方法

1. 以健康为导向

健康咨询从业者应当着眼于咨询者的身体健康和心理健康，所提供的咨询意见和建议应符合科学伦理。

2. 个性化

健康咨询从业者要以人为本，具体问题具体分析，根据咨询者的不同需求提供适合的意见和建议。

3. 综合性利用

健康咨询从业者可通过查阅咨询者的健康档案、现场评估等手段，尽可能掌

握咨询者的需求，提供综合性的意见和建议。

4. 动态性

健康咨询从业者应根据咨询者需求、病情等情况的改变，适时完善咨询意见和建议。

5. 个人积极参与

健康咨询从业者要学会调动咨询者的积极性，让咨询者更容易接受和贯彻所提供的意见和建议。

二、常见的健康生活方式

1. 合理膳食

平衡膳食模式是最大程度保障人体营养需要和健康的基础，食物多样、合理搭配是平衡膳食模式的基本原则。每天的膳食应包括谷薯类、蔬菜水果类、动物性食物、奶类及奶制品、大豆坚果类等食物。应多吃蔬菜、奶类、全谷、大豆，适量吃鱼、禽、蛋、瘦肉；少盐少油，控制糖分。

2. 适量运动

适量运动是保持脑力和体力协调，预防、消除疲劳，防止亚健康，延长寿命的一个重要因素。切忌在疲劳到极点时运动，此时运动对人体有害无益。对待运动的科学态度是"重在坚持，贵在适度"。也就是说，运动不能一曝十寒，必须持之以恒，不可半途而废。即使不能坚持每天锻炼，每周也要锻炼3~5次并坚持下去。为了不引起骨关节的损伤和高能量消耗，中老年人通常不宜进行爆发力很强的短时间运动，而应选择低强度的长时间的运动。

3. 合理化戒烟

导致人们对烟草产生依赖的主要物质是尼古丁，其药理学及行为学过程与其他成瘾性物质类似，如海洛因和可卡因等。烟草依赖者一旦停止吸烟，会出现吸烟渴求、焦虑、抑郁、头痛等一系列戒断症状。同时，烟草依赖具有高复发性，其治疗往往需要专业人士及科学方法加以辅助。大量研究证据表明，戒烟可降低或消除吸烟导致的健康危害。任何人在任何年龄戒烟均可获益，且戒烟越早、持续时间越长，获益就越大。目前已有能够明显提高长期戒烟率的有效治疗方法，包括戒烟的简短建议、药物治疗、戒烟咨询及戒烟热线。

4. 合理化限酒

长期大量饮酒形成的酒精依赖及慢性酒精中毒，不仅对自己的躯体、神经系统、心理状态带来恶劣影响，还会影响家庭关系、夫妻关系，并带来一系列工作和社会问题。酒精会对肝脏造成损害，如果长时间酗酒，就会导致脂肪堆积在肝脏中，造成高血脂以及脂肪肝，也会间接造成身体肥胖，所以戒酒不仅可以减肥，还可以预防很多疾病的发生，对身体健康有益。同时，戒酒者应该多喝水，多食绿叶蔬菜，不喝碳酸饮料。

三、健康生活方式的管理方法和建议

1. 合理膳食的管理方法

合理膳食是健康"四大基石"中的第一块基石。根据中国营养学会的建议及中国居民膳食指南，可以将合理膳食归纳为"两句话、十个字"，即"一二三四五，红黄绿白黑"。

(1) "一二三四五"

1) "一"是指每天喝一袋牛奶（酸奶），其内含 250 mg 钙，可以有效改善膳食钙摄入量偏低的状态。

2) "二"是指每天摄入碳水化合物 250~350 g，相当于主食 300~400 g，各人可依具体情况酌情增减。

3) "三"是指每天进食 3 份高蛋白食物。每份是指瘦肉 50 g 或鸡蛋 1 个或豆腐 100 g 或鸡鸭 100 g 或鱼虾 100 g。

4) "四"是指四句话：有粗有细（粗细粮搭配），不甜不咸，三四五顿（指在控制总量下，增加进餐次数，有利于防治糖尿病、高血脂），七八分饱。

5) "五"是指每天 500 g 蔬菜及水果，加上适量烹调油及调味品。

(2) "红黄绿白黑"

1) "红"是指西红柿、红葡萄酒、红辣椒等。每天饮红葡萄酒 50~100 mL，可以增加高密度脂蛋白，活血化瘀，预防动脉粥样硬化。

2) "黄"是指胡萝卜、红薯、南瓜等黄色食物，其中含有丰富的胡萝卜素，对儿童和成人均有提高免疫力的功能。

3) "绿"是指绿茶、绿色蔬菜、绿豆等。绿茶具有预防肿瘤和抗感染的作用。

4) "白"是指燕麦粉、燕麦片、荞麦粉等。每天进食 50 g 燕麦片，可降低胆固醇。

5) "黑"是指黑木耳、黑米等。每天食黑木耳 5~15 g，能显著降低血黏度与胆固醇，有助于预防血栓的形成。

2. 合理化戒烟的管理方法

吸烟有害健康早已是老生常谈，不能总是依靠行政手段加以限制或寄希望于日益发展的医疗水平对烟草造成的危害进行补救，而是应该提高人们的健康意识，远离烟草的毒害。

戒烟工程是一项社会系统工程，需要政府有关部门、社会团体及家庭携手合作，有针对性地开展宣传教育并辅以相关政策。健康咨询从业者在促进戒烟的过程中起着重要的作用，可以通过宣传吸烟的危害，让戒烟者充分了解戒烟知识，传授正确有效的戒烟方法和技巧，提供戒烟服务、戒烟药物等手段达到促进戒烟的目的。

戒烟的方法有很多，主要有以下几种。

（1）养成良好的生活习惯

适量饮水、牛奶和果汁；避免食用甜点、巧克力、汽水和含酒精饮料；平衡饮食；戒烟数月内补充 B 族维生素和维生素 C；注意休息，增加睡眠时间；采用有效的减压放松方式；增加室外活动，加强锻炼，逐渐养成良好的生活习惯。

（2）注意饮食

1）多食胡萝卜：胡萝卜含有丰富的维生素 A、维生素 C 及胡萝卜素等。

2）多食枇杷：枇杷具有清肺止渴的功效。

3）多食富含维生素 C 的食物，如橙子、猕猴桃、鲜枣等。

4）少吃爆米花、薯片等高脂、高糖、高盐的食物。

（3）五天戒烟法

五天戒烟法是通过有计划地组织、举办戒烟班，让戒烟者系统学习吸烟有害的科学知识，使戒烟者从心理上对香烟产生厌恶感，增强戒烟决心。具体方法见表 3-1。

表 3-1 五天戒烟法

第一天	早睡早起，放松精神。饮食清淡，多食蔬菜、水果，喝酸性果汁和温水。散步、冲澡，加速排出体内残留的尼古丁，不食容易引起烟瘾的高糖、高脂等食品
第二天	增加蛋奶制品摄入，尽量少接触吸烟环境，并开展劝阻他人吸烟的活动
第三天	这一天是关键，坚决克制强烈的吸烟欲望，打消吸烟念头，用深呼吸、喝水等方法来抵制、分散烟瘾

续表

第四天	烟瘾减弱后，体重会增加，要注意不吃零食，晚餐进食要少而早，并口服B族维生素
第五天	初步摆脱烟瘾的折磨，可逐步恢复原有的正常生活和饮食习惯，但仍要注意多吃水果、蔬菜，进行散步等体育活动

这种方法的特点是发挥集体的力量，互相帮助，追踪观察，及时纠正吸烟念头。

(4) 心理暗示法

戒烟者在戒烟的整个过程中，会时常伴随着一种复杂的心理过程。大多数的戒烟者，在开始戒烟的时候，总是处在一种矛盾的心理状态。他们通常希望自己能够成功，但又害怕失败。这时积极的、消极的暗示同时存在，互为交替，互相影响。这种复杂的心理变化往往决定着戒烟的成功或失败。因此，多数戒烟者都不能确定自己是否能成功戒烟，甚至一边戒烟，一边又给予自己"我明天大概就会放弃""我可能坚持不了几天"等消极的心理暗示，这是许多戒烟者经常遇到的问题，也是戒烟者戒烟的大敌。

因此，戒烟者要保持积极的心理暗示，尽量在心中重复对戒烟有利的话，而不要想那些可能破坏戒烟的念头，更不要在心中重复那些可能把戒烟引向失败的因素。其中，恐惧会给人以巨大的心理暗示，这种暗示往往会对一个人起到极其重大的引导作用，它可以在瞬间扭转人的一切习惯或行为，意识也会随之发生强烈的变化。在戒烟方面，这种强大的心理暗示会减弱人们对烟草的依赖性，并对烟草产生不友好的，甚至是厌恶的、痛恨的心理情绪，这足以摧毁吸烟者一生的抽烟习惯。所以一个简单易行的戒烟方法就是让吸烟者对吸烟产生恐惧感，戒烟者可以通过观看长期吸烟者的肺部图片、视频等方法对吸烟产生恐惧心理。

培训单元2　公共卫生问题咨询

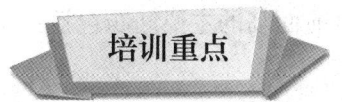

1. 了解常见的公共卫生问题。
2. 掌握食品、饮水、环境等公共卫生问题的健康咨询建议。

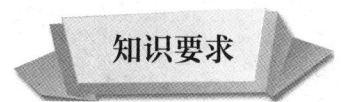

一、常见的公共卫生问题

1. 食品公共卫生问题

根据《中华人民共和国食品安全法》第一百五十条规定，食品安全是指食品无毒、无害，符合应当有的营养要求，对人体健康不造成任何急性、亚急性或者慢性危害。消费者应选择符合国家质量安全标准的食品，杜绝食用来源不明的食品。我国食品安全目前面临的主要问题包括：

（1）引起食源性疾病，尤其是微生物引起的食源性疾病。
（2）掺杂使假带来的食品安全问题。
（3）食品添加剂的乱用及滥用等。

2. 饮水公共卫生问题

虽然我国自来水的水质在不断提高，但由于种种原因，当前自来水水质还存在很多不安全因素，尤其是入户终端的自来水水质问题更为突出。我国饮水安全目前面临的主要问题包括：

（1）水源污染形势严峻。
（2）自来水净化工艺没有取得长足进步。
（3）一些城市的局部市政管网陈旧，造成二次污染。
（4）消毒剂副产物的危害。

（5）突发水污染。

3. 环境公共卫生问题

环境卫生因素是指在人类活动的所有环境内，一切妨碍或影响健康的因素。环境卫生的范围非常复杂而广泛，本单元所指内容大致包括：废污处理（包括污水处理、垃圾处理）、传染病防治、工业卫生、公害防治（包括空气污染防治、水污染防治、噪声管制等）、房屋卫生等。我国环境安全目前面临的主要问题包括：

（1）空气污染。

（2）生态环境破坏。

（3）生活垃圾越来越多，无法有效回收利用，造成土壤污染。

（4）噪声污染、光污染等。

二、常见公共卫生问题的健康咨询建议

1. 食品公共卫生问题的健康咨询建议

（1）购买食品时，注意食品包装有无生产厂家、生产日期，是否过保质期，食品原料、营养成分是否标明，有无 QS 标识，不能购买"三无"产品。

（2）打开食品包装，检查食品是否具有应有的感官性状。不能食用腐败变质、油脂酸败、霉变、生虫、污秽不洁、混有异物或其他感官性状异常的食品。若蛋白质类食品发黏，碳水化合物类食品有发酵的气味，饮料有异常沉淀物等，均不能食用。

（3）不到无证摊贩处购买食物。

（4）注意个人卫生，饭前便后洗手，餐具洗净消毒，不用不洁容器盛装食品，不乱扔垃圾以防蚊蝇滋生。

（5）少吃油炸、油煎食品。

2. 饮水公共卫生问题的健康咨询建议

优先选择饮用瓶装水或开水，如果没有条件烧开水，可饮用经消毒药剂消毒后的水；不喝被污染的水，不用浑浊、有颜色的水洗漱等。欠发达地区或野外活动时取水优先选井水、泉水，也可选用河岸渗滤水，其次选用山川水、江湖水。盛水器具要经常消毒并用干净的水冲洗。要保护好生活饮用水的水源地。

3. 环境公共卫生问题的健康咨询建议

（1）房屋卫生

居室经常开窗通风，能减少空气中的病菌数量，有些病菌在阴暗潮湿的环境

中容易生长繁殖，而在空气流通、阳光充足的环境中，繁殖速度就会减慢。经常通风换气，还可提高空气中氧气的比例，保证人体正常的氧气需要。室内温度应以适应正常的生理机能需要为宜，一般以保持在 18～22 ℃ 为好。

适宜的自然采光可使室内得到良好的日照，一般采光窗口面积与墙面之比以五分之一到十分之一为宜。房内如有良好的日照，还可以起到杀菌的作用。

保持生活环境中的器具如厨具、卧具等的干净卫生，勤打扫勤更换。

（2）常见传染病防治

按规定佩戴口罩，保持一定的社交距离，随身携带足量口罩、速干手消毒剂等必要防疫物品。养成认真洗手的好习惯，保持良好的手部卫生是预防各类病毒感染和控制病毒传播最重要和最有效的措施。

避免前往传染病中高风险地区，避免扎堆聚集。出现传染病相关症状后，尽量不前往人员聚集场所尤其是空气流动性差的公共场所，并尽快就医。

除按计划接种卡介苗、乙肝疫苗等一类疫苗外，必要时还可通过咨询所在地的社区卫生服务中心等机构，决定是否需要接种流感疫苗、水痘疫苗等自费疫苗来预防相关传染病。

使用 84 消毒液日常消毒

一、操作准备

一瓶 84 消毒液、足量的干净冷水、带刻度的量筒或量杯、手套、口罩、喷壶、抹布。

二、操作步骤

步骤 1　配制 84 消毒液

（1）戴好口罩、手套，因为 84 消毒液对皮肤具有腐蚀性和刺激性。

（2）根据需求确定所需浓度并预估使用的消毒液量，计算原液量和加水量。

（3）将 84 消毒液原液倒入量筒或量杯，加水至所需消毒液量，搅拌或摇晃均匀。

（4）将配好的消毒液转移至喷壶或其他容器内。

步骤2　日常消毒

（1）一般物体表面（厕所、马桶、地面等）和公共场所环境（下水管道、沟渠、垃圾桶等）消毒

用浓度为 500 mg/L 的 84 消毒液进行消毒，消毒时间为 30 min，消毒方法为擦拭，喷洒消毒液后用清水洗净。若地面、桌面有呕吐物或血迹等明显的污染物，应先清扫污染物，然后用浓度为 1 000 mg/L 的 84 消毒液进行擦拭消毒。

（2）餐饮器具消毒

将器具置于水中煮沸 15 min，然后用浓度为 500 mg/L 的 84 消毒液浸泡 30 min，最后用清水冲洗干净。

（3）毛巾、衣物等消毒

用浓度为 500 mg/L 的 84 消毒液消毒，消毒时间为 30 min，浸泡消毒后用清水洗净，或者置于水中煮沸 15 min 消毒。

三、注意事项

1. 84 消毒液不可与其他洗涤剂或消毒液混合使用，否则会增加氯气浓度而引起中毒。

2. 84 消毒液应放在儿童拿不到的地方，以免误服。

3. 84 消毒液的使用有效期一般为 1 年，需在 25 ℃ 以下避光保存。

4. 84 消毒液对金属也有腐蚀作用，应慎用。

培训项目 3 健康咨询跟踪管理

培训单元1 健康咨询服务记录

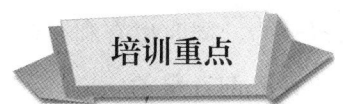

1. 了解健康咨询服务的主要内容。
2. 掌握健康咨询服务的记录要点。

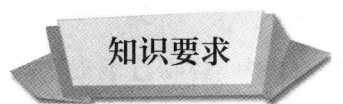

一、健康咨询服务的主要内容

1. 健康管理体检项目建议

向有体检需求的咨询者提供体检项目建议,如骨密度检查、妇科内诊检查、宫颈刮片检查、餐后血糖检查、心脏检查、脑部电子计算机断层扫描(computed tomography, CT)检查、防癌检查、口腔检查等。

2. 健康评估

根据咨询者的病例、体检结果、检查结果等资料对其健康程度做出评估。

3. 解释个人健康信息和健康评估结果及其对健康的影响

运用专业知识,向咨询者解释健康信息,并告知其评估结果以及潜在的健康风险和改善建议。

4. 制订个人健康管理计划，提供健康指导

为有健康管理需求的咨询者提供科学且行之有效的健康管理计划，个人健康管理计划要以健康为导向，坚持个性化、综合性利用、动态性、个人积极参与的原则。

5. 专项健康及疾病管理服务

由于民众对健康理念的逐渐认可以及相关需求的增加，除了常规的健康管理服务外，还出现了专门针对某类人群或个人提供的专项健康及疾病管理服务需求。如对已患有慢性病的个体，可选择针对性的健康管理、精神压力缓解、戒烟、运动、营养及膳食咨询等。

6. 制订随访跟踪计划

随访是指健康咨询从业者对曾做过咨询的咨询者定期了解健康变化并指导康复的一种延伸服务。通过随访可以提高健康咨询从业者的服务水平，方便对咨询者进行跟踪观察，掌握第一手资料以进行统计分析、积累经验，同时也有利于健康咨询工作的开展和从业者业务水平的提高，从而更好地为咨询者服务。

二、健康咨询服务的记录要点

健康咨询服务的记录要点除了包括时间、地点、提供服务者和服务对象、咨询内容等，还可以包括以下内容。

1. 个人基本信息，包括性别、出生日期、联系电话、血型、药物过敏史、既往史、家族史和疾病史等必填项目。

2. 当前主要症状，包括症状程度、频率、发生时间及起因。

3. 真实性核查信息，包括血压、血糖、心肺听诊记录、吸烟、饮酒等生活方式信息，建档时存在的主要健康问题。

4. 健康体检信息，包括体检日期、症状、一般状况及全身查体、生活方式、脏器功能、现存主要健康问题、主要用药情况、健康评价、健康指导、危险因素控制等。

5. 诊断与评价意见。

6. 处理意见与咨询方案。

 **相关链接**

健康体检基本项目和内容

健康体检或健康检查是指用于无症状个体和特定群体健康状况评估与疾病风险早期筛查的一种医学行为及过程。其目的是寻找、发现、评估可以改变的潜在疾病风险因素或疾病线索，为开展健康管理提供科学依据及可靠数据。健康体检的价值可以通过科学调查方法加以评价。健康体检通常是通过医学手段和方法对受检者进行身体检查，了解受检者的健康状况，发现早期疾病线索和健康隐患。

1. 一般体检项目及内容

（1）健康体检基本问诊问卷

主要包括健康史（疾病史、家族史、药物过敏史、外伤和手术史等）、不良生活方式和习惯（吸烟、酗酒、缺乏运动等）、身体近期存在的不适症状或体征、精神心理异常等。

（2）全面体格检查

主要包括头颈部、耳鼻咽喉、眼与视力、胸部与心脏、腹部、神经系统、骨关节等。

（3）医学检验

主要包括血尿便常规检查、粪便隐血检查、血液生化检查（血脂、血糖、肝肾功能等）。

（4）医学辅助检查

主要包括常规心电图检查、腹部超声检查（包括妇科及前列腺）、胸部X线检查。

（5）体检信息管理与体检报告。

（6）检后随访与健康指导。

2. 专病（症）或专科体检项目及检查内容

（1）心脑血管疾病（高血压、冠心病、脑卒中及外周动脉疾病）早期筛查

主要包括心血管疾病风险因素调查问卷、外周动脉（颈动脉、腹主动

脉、肾动脉等）超声检查、动脉弹性功能检查、血管内皮功能检查、心血管生物标记物、动态心电图及心电图负荷试验检查、心脏CT检查或核磁共振检查等。

（2）糖尿病及代谢性疾病早期筛查

主要包括糖尿病风险因素调查问卷、体质监测（体重、身体质量指数、腰围、腰臀比等）、血糖监测（空腹血糖、餐后两小时血糖等）、血脂监测（总胆固醇、低密度脂蛋白、高密度脂蛋白等）、血压检查等。

（3）慢性肾脏疾病早期筛查

主要包括肾脏疾病风险因素调查及相关症状和体征询问、尿隐血及尿蛋白检查、肾功能检查、肾脏及肾脏血管超声检查等。

（4）慢性阻塞性肺疾病早期筛查

主要包括慢性阻塞性肺疾病风险因素询问与现病史调查、肺功能与肺部X线检查等。

（5）消化道疾病早期筛查

主要包括消化道疾病风险因素调查及相关症状和体征询问、相关饮食行为调查、胃蛋白酶及粪便隐血检查、胃肠内镜检查等。

（6）恶性肿瘤早期筛查

主要包括胃癌、结肠癌、直肠癌、乳腺癌、宫颈癌、肺癌、前列腺癌检查等。

个人需要定期检查哪些项目，应因人而异。对于一个身体健康的成年人，应进行的常规体检项目可参考表3-2。

表3-2　常规体检项目

项目	适合对象	检查频率
血压	18岁及以上	每年1次
身高和体重	18岁及以上	每年1次
总胆固醇	男性35岁及以上，女性45岁及以上	每5年1次
乙型肝炎病毒检查	全年龄	做1次基础检查
粪便隐血	50岁及以上	每年1次

续表

项目	适合对象	检查频率
直肠指检	50 岁及以上	每 1~5 年 1 次
心电图	45 岁及以上	做 1 次基础检查
牙齿和口腔检查	18 岁及以上	每年 1 次
眼科检查	全年龄	至少每 4~5 年 1 次
女性乳房检查	40 岁及以上	每年 1 次
女性乳房 X 线检查	40 岁及以上	每年 1 次
女性巴氏涂片检查	18 岁及以上（已婚女性）	每 1~3 年 1 次

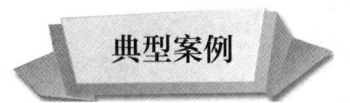

典型案例

制订个人健康管理计划，提供健康指导

一、情景描述

赵先生，男，45 岁，汉族，山东人，某大型商场市场部经理。身高 175 cm，体重 95 kg，血压 130/80 mmHg，饮食以荤食为主，爱吃面点甜食、油炸食品，很少食蔬菜、水果。由于近五年工作应酬较多，常出去吃夜宵且大量饮酒。平时以车代步。休息日赵先生喜欢在家睡觉、看电视，几乎不出门，很少进行体育锻炼。

二、案例分析

赵先生个人健康管理计划如下。

1. 平衡饮食

（1）合理控制总能量。根据赵先生的情况（年龄、体型、体力活动），每日能量供给量应为 2 025 kcal。

（2）减少摄入甜食。

（3）尽量减少夜间加餐，少喝酒。

（4）多食豆类及其制品、鱼类等优质蛋白质，少食肥肉和荤油。

(5) 多食蔬菜水果且做到食物多样化，如每日蔬菜至少 4 种以上且不同种属、不同颜色合理搭配，多食深绿色蔬菜，每日食用食材 15 种以上。

2. 增加体力活动

(1) 上下班途中快走，可持续进行或间歇进行；每天上下班少坐两站公交车，每天累计快走 30 min。

(2) 休息日尽量出去活动，中速步行 1 h。

(3) 举哑铃等每周 1 次，每次 1 h。

培训单元 2　咨询服务档案的归档与保存

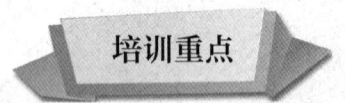

1. 了解咨询服务档案的管理。
2. 了解咨询服务档案的保存要求。

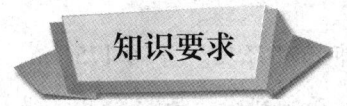

一、咨询服务档案的管理

1. 动态管理

咨询服务档案的动态管理要求对档案内容进行不间断补充，其中包括与健康档案信息相关的身体情况，如体检结果、就医记录、用药记录、生活习惯随访调查记录等。每次补充资料后可对档案所对应人的健康状况进行进一步的评估，以及时发现健康风险问题，适度进行有效的干预，以达到保持健康的目的。

2. 分类管理

咨询服务档案应进行科学分类，以方便日后调取查阅。档案可按照咨询者的性质分类，如个人健康咨询服务档案、企业员工健康咨询服务档案等；也可按照健康咨询服务项目分类,如某某体检咨询服务档案、某某健康评估档案等。

3. 集中管理

咨询服务档案应设置专用档案室或指定的专门区域集中存放,并由专(兼)职人员负责管理。不可随意放置、处理咨询服务档案。

二、咨询服务档案的保存要求

1. 纸质咨询服务档案

保存场所保持整洁卫生,档案案卷排列有序。定期检查档案保管情况,经常核对档案资料,做好记录,及时处理档案保管、保护方面的事故,保证档案的完整与安全,最大限度延长档案寿命。

遵守保密原则,不随意复制泄露咨询者信息。

2. 电子咨询服务档案

电子咨询服务档案应选择安全稳定的存储介质(硬盘、光盘等),将存储介质保存于专门区域,指定专人负责管理。

保存场所的环境温度最好控制在14~24 ℃,温差一般小于5 ℃,满足避光、防尘、防变形的要求,远离强磁场和有害气体等。定期对电子咨询服务档案进行检查备份,保证档案的完整与安全。

遵守保密原则,对敏感信息进行加密保护,不随意复制泄露咨询者信息。

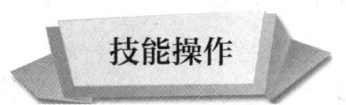

电子咨询服务档案管理

一、操作准备

1. 工具准备

台式计算机、办公软件。

2. 环境准备

设置专门保管电子咨询服务档案的硬盘,在硬盘内新建文件夹并命名。

二、操作步骤

步骤1　建立电子咨询服务档案

一般而言,电子咨询服务档案应包含以下信息。

（1）基本信息

基本信息包括个人身份识别信息（姓名、性别、生日、身份证号码等）、社会信息（婚姻状况、家庭成员、文化程度、宗教信仰等）、联系信息（电话、住址、网络联系方式、紧急联系人等）及基本健康信息（血型、家族史、既往史等）。身份证号码一般作为所有健康咨询服务记录的统一标识。

（2）健康咨询服务记录

健康咨询服务记录即一次咨询过程的完整记录,包括主诉、检查、咨询方案等全部内容。为了保证咨询服务档案的通用性,建议将个人每一次咨询情况的记录,分为S（主观资料）、O（客观资料）、A（评价）、P（计划）四个部分。

（3）检查记录

检查记录包括咨询者就医时的检验检查、健康体检以及单项或多项的自行检验检查报告等。检查机构、检查人、检查时间一定要清晰、不遗漏。

（4）健康调查记录

健康调查记录涵盖各类健康调查问卷和量表,最常规的是生活方式问卷。

（5）咨询对象反馈记录

咨询对象的反馈可以反映个人健康规律及咨询效果等。有条件的信息平台应尽量便捷地协助客户提交这些数据。

步骤2　将电子咨询服务档案按照自身需求分类保存

按照客户来源分类,可分为企业员工健康咨询服务档案、个人健康咨询服务档案、社区居民健康咨询服务档案等。按照咨询需求分类,可分为生活方式健康咨询服务档案、高血压健康咨询服务档案、心理健康咨询服务档案等。

步骤3　备份

完全备份与差分备份相结合,本地备份与异地备份相结合,离线备份与在线备份相结合。

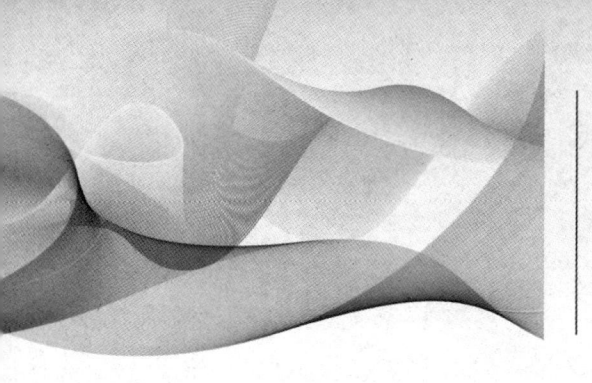

职业模块 四
诊疗协助

培训项目 1

导诊服务

培训单元 1　患者引导服务

培训重点

1. 了解常见的就诊病情与需求。
2. 能进行医院预约信息的确认。
3. 能对医院进行选择。

知识要求

一、常见的就诊病情与需求

1. 疼痛

（1）成人腹痛

成人腹痛是临床上常见的一种症状，主要是腹内脏器疾病所致。此外，腹腔外其他内脏系统的疾病及全身感染等也可能引起腹痛，甚至是很严重的腹痛。

（2）儿童腹痛

腹痛是小儿时期最常见的症状之一，既可能是器质性的，也可能是功能性的。所以既可能是由内科疾病所引起的，也可能是由外科疾病所引起的。孩子如果肚子痛，不能只考虑肚子方面的问题，如胃炎、肠炎、肠痉挛等，也要考虑肚子以外的原因，如上呼吸道感染、扁桃体炎、大叶性肺炎、心肌炎、过敏性紫癜、荨麻疹等，要根据具体情况进行分析。

（3）下肢神经性疼痛

下肢神经性疼痛是感染、肿瘤、代谢性疾病、化学治疗、外科手术、放射性治疗、神经毒素、遗传性神经变性疾病、神经受压、炎症等引起的症状。

（4）儿童下肢疼痛

儿童下肢疼痛是门诊经常遇到的疾病，因为儿童处于生长发育阶段，下肢比较脆弱，而且承担着大部分体重，容易出现疼痛的症状。

（5）上肢疼痛

上肢疼痛可能是关节炎或肩周炎引起的，也有可能是颈椎病引起的。如果长时间保持同一个姿势，会对局部的神经和肌肉造成压迫，因此也会出现疼痛和红肿的问题。

（6）腰背部疼痛

大部分的腰背部疼痛是由于肌肉挛缩、外伤或脊柱变形造成的，但每 10 名患者中大约有 1 人是因为系统性疾病导致的腰背部疼痛。腰背部疼痛可能出现在背部从脖子到腰部的任何一个位置，可能是一小部分，也可能扩散到很大范围。腰背部疼痛不仅存在于脑力劳动者中，也广泛存在于体力劳动者中，是临床中最常见的症状。

（7）胸痛

胸痛可能由一些常见而又能危及生命的病症引起，包括急性冠脉综合征、主动脉夹层、肺栓塞、气胸、心包炎、心包填塞和食管破裂等。其中，急性冠脉综合征在这些严重危及生命的疾病中所占比例最高，心肌梗死的误诊率在 3%~5%，主动脉夹层动脉瘤如果误诊，死亡率超过 90%。

（8）耳痛

耳痛为一常见症状，可分为耳源性耳痛、反射性耳痛及神经性耳痛三种。耳源性耳痛又称原发性耳痛，是指耳部本身病变所引起的耳痛。反射性耳痛又称继发性耳痛，由于支配耳部的神经同时支配其他部位，所以其他部位病变引起的疼痛通过该神经反射至耳部引起耳痛。神经性耳痛是由于耳部感觉神经本身病变而引起的疼痛。

（9）面部神经痛

面部神经痛，也称三叉神经痛，容易与牙痛混淆，是一种发生在面部三叉神经分布区内反复发作的阵发性剧烈神经痛,是神经外科、神经内科常见病之一。多数三叉神经痛于40岁起病,女性居多,右侧发病多于左侧。该病的特点是:在面部三叉神经分布区域内,病症骤发、骤停,呈现闪电样、刀割样、烧灼样、顽固性、难以忍受的剧烈性疼痛。说话、刷牙甚至微风拂面时都会导致阵痛,阵发性的剧烈疼痛历时数秒或数分钟。疼痛呈周期性发作,发作间歇期同正常人一样。

(10) 头痛

头痛是临床常见的症状,通常将局限于头颅上半部,包括眉弓、耳轮上缘和枕外隆突连线以上部位的疼痛统称为头痛。头痛病因繁多,神经痛、颅内感染、颅内占位性病变、脑血管疾病、颅外头面部疾病以及全身疾病(如急性感染、中毒等)均可导致头痛。

(11) 足跟痛

足跟痛,又称脚跟痛,是指足跟一侧或两侧疼痛,不红不肿,行走不便。该病是足跟的骨质、关节、滑囊、筋膜等处病变引起的疾病,常见的为跖筋膜炎,往往由久立、行走,以及长期、慢性轻伤引起。一般对足跟痛患者进行侧位 X 射线片检查,会发现跟骨骨刺。但是有骨刺不一定发生足跟痛,而患跖筋膜炎也不一定有骨刺。

(12) 咽喉疼痛

咽喉疼痛是一种最常见的病症,它多发于一年中的寒冷季节,感冒、扁桃体炎、鼻窦炎、百日咳、咽炎、病毒感染甚至心肌梗死均可引起咽喉疼痛。

2. 肠胃问题

(1) 嗳气

嗳气是胃中气体上出咽喉发出的声响,其声长而缓,是各种消化道疾病的常见症状之一。尤其是反流性食管炎、慢性胃炎、消化性溃疡和功能性消化不良等疾病,多伴有嗳气症状,自胃部上升的气体或酸性液体导致嗳气(呃逆)发生,伴有典型的响声。

(2) 腹胀

腹胀是一种常见的消化系统症状,而非疾病。腹胀可以指主观上感觉腹部的一部分或全腹部胀满,通常伴有相关的症状,如呕吐、腹泻、嗳气等;也可以指一种客观上的检查所见,如发现腹部一部分或全腹部膨隆。

(3) 便秘

便秘的主要表现是排便次数减少和排便困难。许多患者每周的排便次数少于

3次,严重者长达2~4周才排便一次。有的患者可突出表现为排便困难,排便时间长达30 min以上,或每日排便多次但排出困难,粪便硬结如羊粪状且数量很少。此外,有腹胀、食欲缺乏以及因服用泻药不当引起排便前腹痛等症状。体检可见左下腹有存粪的肠袢,肛诊有粪块。

(4) 腹泻

腹泻是一种常见症状,俗称"拉肚子",是指排便次数明显超过平日,粪质稀薄,水分增加,每日排便量超过200 g,含未消化食物或脓血、黏液。腹泻常伴有排便急迫感、肛门不适、失禁等症状。

(5) 胃灼热

胃灼热是指由于括约肌缺乏弹性,无法紧闭,导致食物逆流回食道或口中。

(6) 消化不良

消化不良是一种临床症候群,是由胃动力障碍所引起的疾病,也包括胃蠕动不良的胃轻瘫和胃食道反流病。消化不良主要分为功能性消化不良和器质性消化不良。功能性消化不良属中医的"脘痞""胃痛"等范畴,其病在胃,涉及肝脾等脏器。

3. 妇科问题

(1) 月经失调

月经失调也称月经不调,是妇科常见疾病,表现为月经周期或出血量的异常,可伴月经前、经期时的腹痛及全身症状。病因可能是器质性病变或功能失常。

(2) 痛经

痛经为最常见的妇科症状之一,是指行经前后或月经期出现下腹部疼痛、坠胀,伴有腰酸或其他不适,症状严重的会影响生活质量。痛经分为原发性痛经和继发性痛经两类。原发性痛经是指生殖器官无器质性病变的痛经;继发性痛经是指由盆腔器质性疾病,如子宫内膜异位症、子宫腺肌病等引起的痛经。

(3) 阴道瘙痒

阴道瘙痒一般是阴道病变所引起的症状,但也可发生于阴道完全正常者。当瘙痒加重时,患者多坐卧不安,以致影响生活和工作。

4. 泌尿系统问题

(1) 膀胱功能异常

膀胱功能异常会导致泌尿异常,致使膀胱内残余尿液过多。正常男性膀胱充盈时容积约250 mL,正常女性大约是300 mL;排尿后,剩余尿量应在10%以下,如果膀胱功能异常，导致泌尿量异常，甚至完全不能排尿，则为尿潴留。

（2）尿失禁

尿失禁即膀胱内的尿液不受控制而自行流出，可发生于各年龄段的患者，但老年患者更为常见。由于老年人尿失禁较多见，致使人们误以为尿失禁是衰老过程中不可避免的自然后果。事实上，老年人尿失禁的原因很多，应寻找原因，采取合理的治疗方法。

（3）尿痛

尿痛是指患者排尿时尿道或伴耻骨上区、会阴部位疼痛。其疼痛程度有轻有重，常为烧灼感，重者痛如刀割。尿痛常见于尿道炎、前列腺炎、前列腺增生、精囊炎、膀胱炎、尿路结石、膀胱结核、肾盂肾炎等。

5. 呼吸系统问题

（1）呼吸急促

呼吸急促是指呼吸浅，而呼吸频率超过 24 次/min，为临床常见的呼吸系统症状。呼吸急促往往是因呼吸系统疾病或者控制及影响呼吸的器官或组织病变导致呼吸功能不全的早期症状，病情进一步加重时可出现呼吸窘迫或呼吸困难，甚至导致呼吸衰竭而危及生命。婴儿因呼吸系统的生理特点，一旦疾病影响呼吸，更易发生呼吸急促和呼吸窘迫。

（2）咳嗽

咳嗽是一种常见的呼吸道症状，由气管、支气管黏膜或胸膜受炎症、异物、物理或化学性刺激引起。先是声门关闭、呼吸肌收缩、肺内压升高，然后声门张开、肺内空气喷射而出，通常伴随声音。咳嗽具有清除呼吸道异物和分泌物的保护性作用。但如果咳嗽不停，由急性转为慢性，会给患者带来很大的痛苦，如胸闷、咽痒等。咳嗽可伴随咳痰。

6. 神经系统问题

（1）遗忘

识记过的内容在一定条件下不能被提取或被错误地恢复和提取都属于遗忘。按照信息加工的观点，遗忘是指信息提取不出或被错误提取。

（2）失眠

失眠常见症状是入睡困难、睡眠质量下降和睡眠时间减少，记忆力、注意力下降等。目前，临床医学对失眠的认识存在局限性，但临床医学专家已经开始根据临床研究对失眠进行定义。中华医学会神经病学分会睡眠障碍学组制定的《中国成人失眠诊断与治疗指南》中指出，失眠是指尽管有合适的睡眠机会和睡眠环境，依然对睡眠时间和（或）质量感到不满足，并影响日间社会功能的一种主观体验。

二、医院预约信息的确认

1. 医院科室设置

医院一般设内科、外科、皮肤性病科、妇产科、五官科及其他科室。

（1）内科

内科是一个涉及多个学科的科室，是综合医院和诊所最基础的科室。一般分为心血管内科、呼吸内科、消化内科、血液内科、神经内科、风湿免疫科、内分泌科、肾内科、感染内科、肿瘤内科、普通内科等。

1）心血管内科。常见疾病有冠心病、动脉硬化、心肌梗死、高血压、心绞痛等。

2）呼吸内科。常见疾病有肺结核、肺炎、肺癌、支气管炎、肺气肿、哮喘、风热感冒、流感、百日咳、急性支气管炎、慢性肺炎、肺热咳嗽等。

3）消化内科。常见疾病有便秘、胆囊炎、肝硬化、胃溃疡、肠胃炎、急性阑尾炎、胃肠功能紊乱、腹胀、慢性腹泻、蛔虫病、消化不良等。

4）血液内科。常见疾病有白血病、地中海贫血、淋巴癌、血友病、缺铁性贫血等。

5）神经内科。常见疾病有脑梗死、癫痫、神经衰弱、失眠、脑血栓、三叉神经痛等。

6）风湿免疫科。常见疾病有痛风、红斑狼疮、风湿性关节炎、类风湿性关节炎、风湿热、骨关节炎等。

7）内分泌科。常见疾病有甲亢、内分泌失调、高血脂、甲减、肥胖症等。

8）肾内科。常见疾病有尿毒症、肾炎、尿路感染、膀胱炎、肾积水、肾功能衰竭等。

9）感染内科。常见疾病有肺结核、乙型病毒性肝炎、梅毒、艾滋病、麻疹、手足口病、脑炎等。

10）肿瘤内科。常见疾病有宫颈癌、胃癌、前列腺癌、大肠癌、鼻咽癌、皮肤癌、肾癌、甲状腺癌等。

11）普通内科。各种常见内科疾病。

(2) 外科

外科是以手术切除、修补为主要治疗手段的专业科室。一般分为肠胃外科、泌尿外科、骨科、肛肠外科、肝胆外科、乳腺外科等。

1) 肠胃外科。常见疾病有肠炎、慢性阑尾炎、胃穿孔、急性腹膜炎等。

2) 泌尿外科。常见疾病有前列腺炎、肾结石、膀胱癌、前列腺增生、尿道结石、肾肿瘤等。

3) 骨科。常见疾病有颈椎病、肩周炎、腰肌劳损、骨质增生、股骨头坏死、骨质疏松、骨折、脊柱侧弯、骨盆骨折、髌骨骨折、坐骨神经痛等。

4) 肛肠外科。常见疾病有痔疮、直肠癌、肛裂、肛瘘、结肠癌、肛周湿疹等。

5) 肝胆外科。常见疾病有脂肪肝、胆囊息肉、胆结石、胰腺炎、肝囊肿、肝血管瘤、酒精肝、胆囊癌、肝损伤、丙肝等。

6) 乳腺外科。常见疾病有乳腺增生、乳腺癌、乳腺炎、副乳、急性乳腺炎等。

(3) 皮肤性病科

皮肤性病科主要治疗各种皮肤病,一般分为皮肤科和性病科。

1) 皮肤科。常见疾病有湿疹、鸡眼、带状疱疹、牛皮癣、毛囊炎、脚气、白癜风、皮肤瘙痒、疱疹、狐臭、神经性皮炎、雀斑、鱼鳞病、皮肤过敏、脱发、斑秃、皮炎、黄褐斑、老年斑、皮肌炎、冻疮、头癣、痱子、酒渣鼻、甲沟炎、瘙痒症、日光性皮炎、接触性皮炎等。

2) 性病科。常见疾病有艾滋病、尖锐湿疣、梅毒、淋病、非淋菌性尿道炎、传染性软疣、假性湿疣、阴虱病、软下疳、女性尖锐湿疣、性病性淋巴肉芽肿、男性尖锐湿疣、淋球菌感染、腹股沟肉芽肿、色欲伤、色厥色脱、外阴尖锐湿疣、潜伏梅毒、梅毒性巩膜炎、妊娠合并梅毒、老年人神经梅毒、HIV相关呼吸道感染、二期梅毒、儿童尖锐湿疣等。

(4) 妇产科

妇产科分为妇科和产科。

1) 妇科。常见疾病有宫颈糜烂、子宫肌瘤、月经不调、痛经、卵巢囊肿、盆腔炎、宫颈炎、外阴瘙痒、子宫内膜炎、卵巢早衰、不孕症、附件炎、卵巢癌、闭经、崩漏、子宫内膜增生、输卵管炎、性交疼痛、子宫肥大、月经过多、原发性痛经、白带异常、宫颈白斑、更年期综合征等。

2）产科。常见疾病有宫外孕、自然流产、妊娠期糖尿病、早孕反应、前置胎盘、产后抑郁症、子宫脱垂、习惯性流产、羊水过多、早产、产后出血、羊水栓塞、难产、子宫破裂、过期妊娠、羊水过少、人工授精、子宫收缩乏力、产后血瘀、妊娠期心脏病、妊娠合并甲亢、妊娠合并肺结核、产后虚脱、妊娠呕吐、妊娠高血压、产后喘促、胎死宫内等。

（5）五官科

五官科分为耳鼻喉科、眼科和口腔科。

1）耳鼻喉科。常见疾病有慢性咽炎、鼻炎、过敏性鼻炎、鼻窦炎、中耳炎、声带息肉、扁桃体炎、急性咽炎、分泌性中耳炎、耳聋、急性扁桃体炎、急性喉炎、鼻出血、外耳道炎、耳鸣、鼻息肉、疱疹性咽峡炎、中耳癌、外耳道异物、耳部恶性肿瘤、急性鼻咽炎等。

2）眼科。常见疾病有青光眼、麦粒肿、飞蚊症、白内障、沙眼、角膜炎、弱视、色盲、视网膜脱落、泪囊炎、屈光不正、眼球突出、远视眼、老花眼、视神经炎、干眼、恶性青光眼、小儿弱视、眼睛玻璃体混浊等。

3）口腔科。常见疾病有口腔溃疡、口臭、牙周炎、牙龈炎、扁平苔藓、牙髓病、磨牙、龋齿、牙痛、唇炎、智齿冠周炎、四环素牙、腭裂、唇裂、口角炎、青少年牙周炎、上颌前突等。

（6）其他科室

1）精神心理科。常见疾病有抑郁症、强迫症、精神分裂症、焦虑症、嗜睡症、躁狂症、意识障碍、抑郁性神经症、反应性精神病、急性应激反应、记忆障碍、恐缩症等。

2）男科。阳痿、早泄、遗精、附睾炎、精囊炎、无精症、包茎过长等。

3）儿科。新生儿黄疸、小儿肺炎、小儿支气管炎、小儿多动症、小儿支原体肺炎、小儿癫痫、小儿哮喘、小儿脑瘫、小儿厌食症、儿童腹痛、小儿结核性脑膜炎、小儿脑性瘫痪等。

4）急诊科。食物中毒、煤气中毒、酒精中毒、中暑、农药中毒、淹溺、毒蛇咬伤、破伤风、晕厥等。

2. 预约挂号

患者如果出现发烧、大出血、剧烈疼痛、严重腹泻等情况，应尽快送至医院急诊科就诊。正规医院的急诊科24 h接诊患者，并优先为危重患者服务。

其他非急诊病症可预约对应科室就诊。如出现尿痛、尿血等症状，可以挂泌尿外科；出现腹胀、腹泻以及食欲不振等症状，挂消化内科；出现严重脱发症状，挂皮肤科。一般可以通过医院挂号平台、电话或公众号平台等途径预约挂号。

非疑难杂症，首次就诊可到社区医院由全科医生诊疗或进一步转诊。

三、医院的选择

选择医院通常是看病的第一步，也是对诊断和治疗效果影响最大的一步。对于患者来说，并不是医院越有名、规模越大、患者越多越好，也不是有熟人就能得到最恰当的诊断和治疗。每家医院各科室的水平不尽相同，再大的医院也有相对薄弱的科室，有些小医院也有优势科室和特色诊疗项目。

选医院不在于医院级别及规模，而是在于医院是否真正适合患者自身的条件。无论是哪种级别、规模的医院，是公立还是私立，患者在选择时，都要保持理性客观，选择适合自己的医院。

1. 对于有明确诊断的慢性疾病，在进行维持治疗时应首选社区医院或遵循就近诊疗的原则，并定期到级别高的医院复查，以指导治疗或了解治疗结果。初次就诊建议选择二级以上医院。

社区医院与上级医院之间存在绿色转诊通道，为患者的向上转诊提供方便，如果患者去上级医院自行挂号、找床位有困难，可以使用社区医院的转诊服务。

2. 大病进大医院，大医院的专家在疾病诊治上的专业性以及丰富的临床经验可对重大疾病的治疗提供更多技术保障。所以在患有严重疾病时，大医院是首选，其中有资历的三甲医院则是更优选择。

3. 病症不急不重时，选择有特色、口碑好的医院。相比公立医院，一些私营医院能提供更好的服务质量，使患者有更好的就医体验。但当前私立医院数量虽多，却良莠不齐，一些恶性医疗事件更是导致患者对私立医院整体贴上了"不诚信"的标签。选择私立医院应从以下几个方面考察。

（1）观察广告

满大街张贴广告的私立医院，多为缺乏成熟医疗技术的医院，选择时应更加慎重。随着科技的发展，私立医院也开始建设自己的网站，不正规的私立医院，其网站最明显的特点通常是布局混乱、没有主次，为患者推荐所谓的专家往往夸大其词，这个时候就需要谨慎对待。

（2）询问价格

在沟通费用时（尤其是在电话询价过程中），对方如含糊其辞、避重就轻，则说明这极有可能是一家不正规的私立医院，真正接受治疗的费用可能远远超出其承诺的数额。

（3）咨询医生亲友

医生是最了解医疗环境的人群之一，如果身边有医生亲友，向他们请教私立医院的资质和服务能力也是再好不过的选择。

（4）参考口碑

身边的亲友或是一些在私立医院进行过治疗的熟人对相关医院的评价也是值得参考的意见。

另外，还可以从几个侧面来了解私立医院是否可靠：医院的高层领导本身是否学医或者有医疗背景；医院是否有固定的办院场所；医院是否有自己的人才培养机制，是否有学术研究氛围；医院是否有较长的办院时间，一般办院时间越久可信度越高，因为好的医院经得起时间的考验，劣质医院会被时间所淘汰。

四、医疗机构的就诊流程与要求

1. 挂号

准备到医院就诊前，可以通过目标医院官网了解该院的挂号方式和放号规则。一般医院可以通过医院挂号平台、电话、公众号平台等预约挂号。

预约挂号后，本地医保患者持医保卡或电子医保凭证到医院取号就诊。自费患者持身份证到医院窗口或自助机办理就诊卡，也有些医院可以直接用身份证注册生成就诊号。异地医保患者应根据当地医保政策，决定是否可异地持医保卡就诊。

首次就诊一般不能确定病情，而是先做一些检查，可以挂普通号就诊，把需要的检验检查做好。按最晚出检查结果的时间预约复诊，也给预约专家号多一些时间和机会。

医院可能会有少量当日剩余号源，医院挂号平台一般也有当日挂号功能，弄清楚当日号的放号规则，也可以试着挂当日号，以便尽早就诊。但最好能够提前预约挂号或在预约平台挂好当日号再去就诊，以免白跑一趟。

无论采用何种挂号途径，预约挂号成功后，预留手机号都会收到一条预约成功的短信。医院一般还会在就诊前一日下午给预留手机号发送短信，告知患者的就诊序号及就诊时段，提醒患者按时到医院就诊。

2. 导诊

患者可至导诊服务台进行咨询，了解所在医院的就诊流程。

3. 诊室就诊

患者在分诊处进行体温测量和化验等程序后，门诊护士会根据就诊序号和患者病情等因素安排其到相应科室候诊区等待就医。患者也可自行携带挂号单据找到相应就诊科室候诊。

医生在门诊医生工作站中查看科室患者病例，对患者进行就诊叫号。患者到诊室后，医生同患者直接交流，进行初步检查和判断并完成诊察记录。

不同的医生有自己的问诊习惯，如需要由助手提前写好病历再问诊等。首次就诊的患者可在科室门诊护士站进行咨询，以免耽误就诊。

4. 医技检查

如需要进入相关医技科室进行检查或治疗，医生会开具相关医疗检查方案，患者到相应检查室做检查。

5. 开具处方

患者在诊室向医生讲述自己的病情，医生了解病情后安排相应的诊疗措施，通过门诊医生工作站为患者开具医嘱及处方并发送到收费处，打印处方单或者检查检验单交给患者。

6. 缴费取药

患者携带单据去自助机或挂号收费窗口缴纳相关费用。

7. 办理住院

如患者病情需要住院治疗，由门诊医生开具住院单后，患者需要到住院处办理住院手续。患者在入院登记处填写入院信息表，再到住院处办理手续并缴费，出院时在同一区域办理出院结算手续。不少医院病房非常紧张，医生开具住院单后，患者须回家等待医院的入院通知，再到医院办理住院手续。

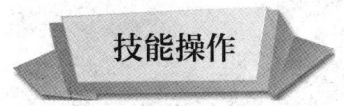

预约挂号

社群居民李大爷出现呼吸不畅等症状，需要去医院就诊治疗，寻求社群健康助理员帮助进行挂号预约等就诊协助工作。

步骤1　根据症状选择科室

社群健康助理员根据需要服务的社群居民的健康情况与症状进行综合判断，继而选择对应的科室。李大爷所出现的呼吸不畅症状一般属于呼吸内科的诊疗范畴。因此，社群健康助理员可以为李大爷选择呼吸内科进行预约挂号协助服务。

步骤2　选择适当的方式进行预约挂号

（1）电话预约

1）通过拨打医院服务电话进行电话预约。

2）拨打114进行预约，预约成功之后会收到提示短信。

电话预约不需要支付费用，就诊当日在医院取号时支付挂号费即可。

（2）在医院挂号平台或公众号平台预约

在医院挂号平台或公众号平台预约后，医院方会在就诊前一日下午发送提醒就诊的信息，社群健康助理员应协助患者确认预约信息，并协助其按时到医院就诊。

 **相关链接**

容易混淆科室的区分

1. 精神科与神经科

（1）常见的神经科就诊症状

1）神经内科。头痛、头晕、肢体麻木、肢体无力、肢体抖动、抽搐、癫痫、肌肉萎缩等。

2）神经外科。明确诊断脑瘤、脊髓瘤、脑脊髓外伤等需要手术治疗的疾病。

（2）常见的精神科（心理科）就诊症状

1）心情不好、情绪低落、想不开、工作效率下降、记忆力减退、疲乏、心烦、心慌、手抖、脾气急、更年期抑郁、产后抑郁等心理问题。

2）暴躁易怒、冲动行为、人际关系处理不好、人格改变等人际交往问题。

3) 暴饮暴食、食欲减退、厌食等进食障碍。

4) 幻觉、妄想等精神症状。

2. 感染科与传染科

(1) 常见的感染科就诊症状

1) 呼吸系统感染，如上呼吸道感染、各类肺炎、肺脓肿、支气管扩张伴感染、胸腔感染以及各系统疾病伴肺部感染等。

2) 消化系统感染，如感染性腹泻、胆道感染、肝脓肿等腹腔脏器感染、感染性腹膜炎等。

3) 泌尿生殖系统、盆腔组织器官感染，如感染性尿道炎、膀胱炎、肾盂肾炎、妇科组织器官感染等。

4) 皮肤软组织感染及骨骼、骨关节感染。

5) 血流感染，如各类感染或脓肿伴血流感染、植入性器械伴血流感染、感染性心内膜炎等。

(2) 常见的传染科就诊症状

传染科属于感染科的一个小分支，常见症状包括肺结核、病毒性肝炎、麻疹、水痘、流行性腮腺炎、猩红热、流行性脑脊髓膜炎、流行性乙型脑炎、流行性出血热、伤寒、痢疾、疟疾、流感、禽流感、登革热、梅毒、淋病、艾滋病等。

3. 心内科与心外科

(1) 常见的心内科就诊症状

出现胸痛、胸闷、心悸、气短等症状时，建议到心内科就诊，进行心脏相关检查，如心电图、心脏彩超、胸片等。根据不同情况，可能还需要24 h动态心电图或平板运动试验。

(2) 常见的心外科就诊症状

一般来说，患者应先到心内科就诊，如需手术，再到心外科就诊。

4. 胸外科与乳腺外科

(1) 胸外科

胸腔内器官疾病。

(2) 乳腺外科

乳腺肿瘤、急慢性乳腺炎、乳腺增生、副乳、乳头畸形、男性乳腺发育。前胸壁及腋窝的某些疾病也应到乳腺外科就诊。

培训单元 2　医患匹配服务

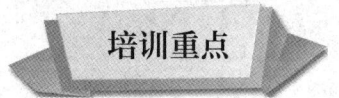

1. 了解医院等级的划分标准。
2. 了解医院科室的总体设置。
3. 能查询医师、技师专长及出诊时间表。

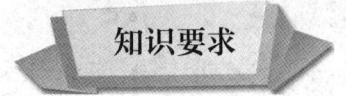

一、医院等级划分标准

医院等级划分标准是我国根据医院规模、科研方向、人才技术力量、医疗硬件设备等对医院资质进行评定的指标。该标准全国统一，不分医院背景、所有制性质等。医院经过评审分为三个级别，每个级别再划分为甲、乙、丙三个等级。其中，三级医院还另外增设特等级别。

1. 一级医院

一级医院是初级卫生保健机构，是直接为社区提供医疗、预防、康复、保健综合服务的基层医院。其主要功能是直接对人群提供一级预防，在社区管理多发病、常见病的现症病人并对疑难重症做好转诊，协助上级医院做好中间或院后服务，合理分流病人。

2. 二级医院

二级医院是跨几个社区提供医疗卫生服务的地区性医院，是地区性医疗预防的技术中心。其主要功能是参与指导对高危人群的监测，接受一级转诊，对一级医院进行业务技术指导，并能进行一定程度的教学和科研活动。

3. 三级医院

三级医院是跨地区、省、市以及向全国范围提供医疗卫生服务的医院，是具有全面医疗、教学、科研能力的医疗预防技术中心。其主要功能是提供专科（包括特殊专科）的医疗服务，解决危重疑难病症，接受二级转诊，对下级医院进行业务技术指导并培训人才；完成培养各种高级医疗专业人才的教学和承担省级以上科研项目的任务；参与和指导一、二级医院的疾病预防工作。

二、医院科室的总体设置

一般医院的总体设置情况见表4-1。

表4-1 医院科室的总体设置

行政科室	临床科室	临床护理	医技科室
院办	内科	病房	放射科
政工科	外科	急诊室	检验科
医务科	皮肤性病科	手术室	病理科
护理部	中医科	血透室	药剂科
感染管理科	儿科	介入室	功能科
信息科	妇科	等	超声科
科教科	产科		内镜科
门诊部	康复科		麻醉科
基建科	眼科		等
财务科	口腔科		
审计科	耳鼻喉科		
设备科	急诊科		
总务科	等		
保卫科			
等			

三、医师及技师专长、出诊时间表的查询

医院官网及预约挂号平台一般都能查到医师、技师的专长以及出诊时间表。一些知名专家往往一号难求，应做足功课，提前了解医院的放号规律，明确医师、技师的出诊时间，为预约挂号做好准备。如果无法挂到公立医院专家号，可考虑

医生多点执业的医疗机构，此类机构挂号费一般较高，号源相对宽裕，但医保可能不予报销，需要综合客户的经济承受能力和病情的实际情况而定。注意不要盲目追求专家号，否则可能会因为挂号反复奔波，延误病情。大部分患者的病情并不复杂，普通号就可以解决。所以当患者病情属于一般就诊情况时，社群健康助理员可建议患者考虑选择普通号以代替专家号。

培训单元3　现代化导诊技术

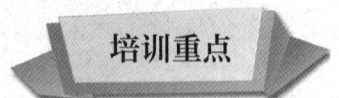

1. 了解常见的现代化导诊方式。
2. 了解不同现代化导诊工具的常用功能。

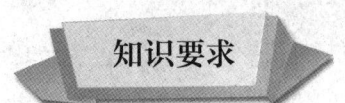

医院常见的现代化导诊方式有：自助机取号、报到机排队、显示屏提示就诊、导诊机器人咨询。

一、自助机

自助机（见图4-1）多见于医院前厅，拥有创建医院就诊卡、挂号与缴费等功能。就诊患者通过及医院挂号平台、电话、公众号等方式网络预约挂号后，社群健康助理员可以通过自助机协助其在医院完成取号工作。

二、报到机

报到机（见图4-2），多见于就诊科室分诊台处，作用是进行初级分诊。社群健康助理员可通过使用报到机，协助患者进入医生的排队叫号系统。有些医院将自助机和报到机集成在一起，患者进入医院取号后直接在自助机上报到即可。

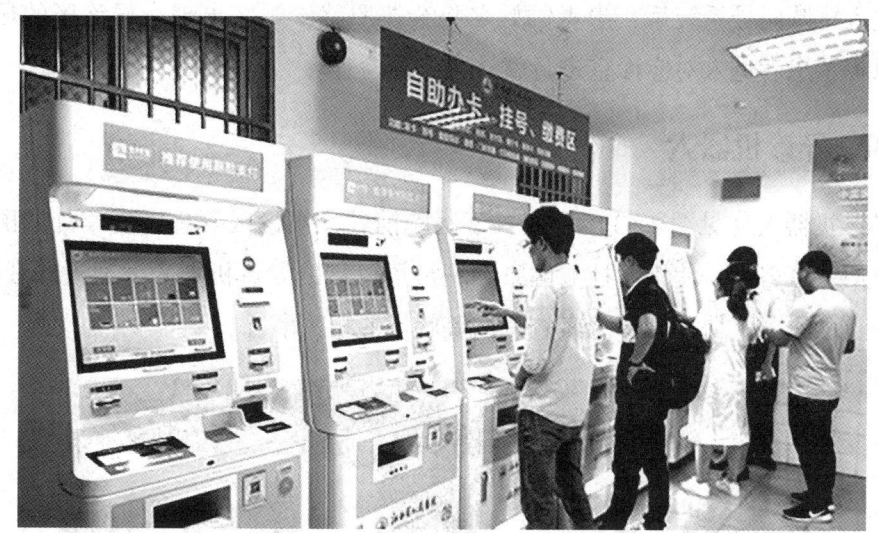

图 4-1 自助机

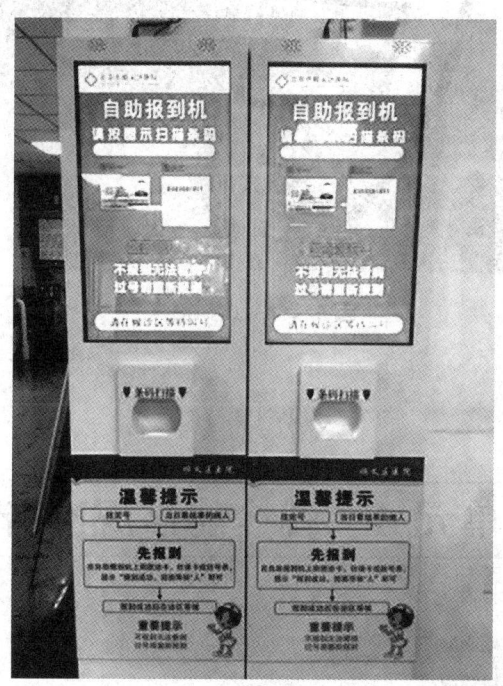

图 4-2 报到机

三、显示屏

显示屏多见于候诊厅、医生问诊室门口等患者候诊区域。当就诊患者完成报到，进入排队叫号系统后，患者的姓名将会按照就诊顺序出现在候诊区的显示屏上，以提示患者进入对应诊室进行就诊咨询或检查。

四、导诊机器人

导诊机器人（见图4-3）多放置于医院前厅、候诊区等患者密集处的醒目位置，方便患者咨询、使用。社群健康助理员可以借助导诊机器人，通过语音问询、触摸屏点触等方式协助就诊患者查询医院就诊的相关事宜。

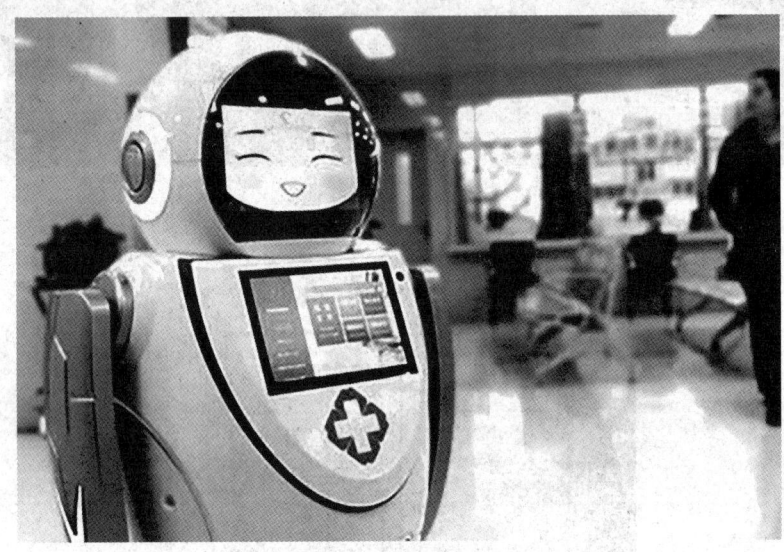

图4-3 导诊机器人

培训单元4 就诊前常规准备工作

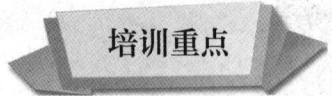

1. 掌握就诊前的常规准备工作。
2. 能指导患者做好就诊前的常规准备工作。

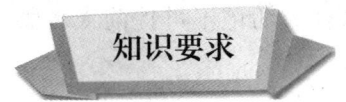

一、常规准备

社群健康助理员需要提醒患者,就诊时应当携带医保卡、身份证、就诊卡、充足的现金或银行卡、以往病例、以前的出院小结、化验单、B超检查结果、心电图、X光片、CT片或核磁共振片等,以备医生随时查看。就诊前常规准备工作包括。

1. **协助患者准备病历资料**

病历资料包括简单病史、主要不适症状、曾经用药情况、化验单、检查报告单及其他疾病史,最好誊写清楚或者打印出来,以便于医生清楚地了解患者的病情,节约医生问诊的时间。

2. **协助患者列出咨询大纲**

协助患者将其需要提出的问题或者其他希望医生可以解答的问题列成提纲,既节约咨询时间,又可以避免就诊过程中出现遗漏。

由于医生每天需要接诊大量的患者,实际上每个患者的平均就诊时间只有 5~6 min,所以社区健康助理员应尽量协助患者事先做好充足的准备,充分利用有限的就诊时间。

3. **合理规划时间**

社群健康助理员应根据患者的具体就诊需求合理规划就诊时间。就诊时通常需要化验检查,大部分的化验项目如果是当天上午 10 点之前进行的,一般是可以当日出结果的。但是由于周六、周日为休息日,可能造成很多化验检查无法及时进行或给出结果,导致患者需要多日多次复诊。

4. **身体准备**

如无特殊情况,初诊患者最好选择上午禁食去医院就诊。因为初诊患者往往需要化验检查,一些当天能约到的检查项目进食后便不能做了,所以上午就诊最好保持空腹。而且有些化验和检查下午医院不做,所以最好是上午就诊,以减少患者往返赶路的时间。

做子宫及双侧附件彩超、前列腺及膀胱彩超时需要患者憋尿,憋尿不需要提前太久,在 B 超检查前两小时大量饮水即可。医院一般能够买到瓶装水,也有开水间给患者提供热水，患者如果需要喝热水，可携带水杯。切记不可提前太久憋尿，以免造成急性尿潴留。

空腹就诊患者可携带适量消毒湿巾、食物及饮用水等。医生诊疗后，如果没有需要当天空腹做的检查，可及时补充能量。低血糖患者一定要随身携带能快速升高血糖的食物，如水果糖、饼干等。

5. 资金储备

考虑到安全因素，不建议携带大量现金，而应携带银行卡。现在很多医院都支持取款机取款、转账，还可以采用刷卡或微信、支付宝等方式缴费。

6. 备用购物袋

医院不提供免费塑料袋，需要装药的患者最好提前准备购物袋。取中草药回家自煎的患者应尽量多备几个结实的大容积袋子。部分医院有自助售袋机，可使用电子支付方式购买口袋。

二、疾病表述

社群健康助理员需要协助患者尽量简明扼要地表述自身的就诊诉求，包括主要的不适症状、发作的时间、有无诱发因素等。通过表述可以协助医生快速得到详尽、关键的疾病信息，辅助医生做出正确的诊断。

三、了解医院布局，清楚医院就诊流程

医院的整体布局图一般摆放在医院的明显位置，科室所在楼层号在医院的扶梯、直梯附近也有张贴。

患者应按照医院短信提醒的就诊时间进入医院候诊。就诊后如果有化验检查，应合理规划检查顺序。合理规划既包括空间顺序的合理规划，也包括时间顺序的合理规划。在没有相互影响的事项时，应尽量按照空间上节约路程、时间上最少等候的原则安排检查顺序，尽量减少患者在医院逗留的时间。

对于有相互影响的事项，如患者需要禁食状态就诊，医生同时开出查肝肾功能和验尿两个检查单，若此时患者有尿意，可先验尿后再去验血；如果患者没有尿意需要喝水憋尿，则应先做验血检查，抽血完毕后方可喝水憋尿，完成验尿检查，以保证验血结果的准确性。

培训项目 2 陪诊服务

培训单元1 陪诊前规划

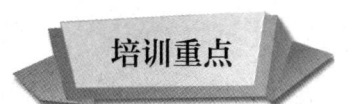

掌握出行路线设计的方法与原则。

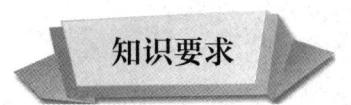

一、出行路线设计的方法与原则

1. 三甲医院周边通常停车困难,所以要尽量选择乘坐公共交通工具出行,路线设计原则以顺畅、省时、节省路费为宜。出行前,应先从地图 App 查询路线,选择最省时、最顺畅的路线。医院周边一般交通比较方便,身体允许的情况下,应尽量乘坐公共交通前往。

2. 乘坐出租车出行,应尽量避开拥堵路段,错开早晚高峰。

二、前往就诊机构的注意事项

1. 尽量按预约短信提醒的就诊时段到达医院或体检机构,减少在医院或体检机构的等候时间。

2. 对于需要长时间等候取药的中医医院,患者可选择邮寄药物,或就诊完毕后第二天再去医院取药。

培训单元 2 诊疗中协助

培训重点

1. 掌握医疗机构诊疗的基本流程。
2. 了解医院就诊服务客户端常规功能模块的操作流程。
3. 能协助患者完成诊疗活动。

知识要求

一、门诊医疗的基本流程

1. 挂号

咨询处、挂号室按照专业病种及病情轻重缓急指导患者挂号。具体参见本职业模块培训项目 1 的内容。

2. 首诊

首诊医师负责询问患者的详细病史，进行物理检查，拟定初步诊断方案，并做出恰当处理，同时按病历要求书写门诊、急诊病历。首诊医师可以向患者提出专科门诊就诊建议或根据患者病情做出住院收治判断。

3. 第二次就诊

第二次就诊时，接诊医师将根据患者的病情进展做出判断。若病情好转，则继续治疗；若原治疗方案效果不佳，则需要进一步检查或调整治疗方案；若病情复杂，应邀请上级医师进行会诊或直接收治住院。

4. 第三次就诊

若第三次就诊仍未能确诊或疗效仍不明显，接诊医师须将患者收治住院，若患者拒绝住院，则须履行相关签字手续。若病情复杂，超出所在医院收治能力范围，接诊医生则应建议将患者转入上级医院。

二、住院的基本流程

1. 医师开具入院证明

医师将根据患者的具体情况开具入院证明。

2. 住院登记

住院患者到住院处办理入院手续，配合录入基本信息、入院科室、入院时间等相关信息。同时，可预交部分住院款，作为患者住院期间的费用。

3. 分配床位

办理好入院手续后，引导患者来到病区，由病区护士负责分配床位，这时需要确定好患者床号、负责住院医师、责任护士、入院时间等。

4. 医生下医嘱

医生为患者下达医嘱后，由护士进行校对、计价调整并发送。

（1）药房医嘱

若医嘱为药房医嘱，即需要取药，则药房根据医嘱确认发出各病区患者当天需领用的药品。

（2）非药物医嘱

若医嘱为非药物医嘱，即包括检验、检查、治疗、手术、麻醉、出院、转院等，则患者持检查单到相应的医技科室做检查和治疗。医技科室根据相关医技医嘱确认记入各病区患者检查、治疗等的费用，检验科室根据相关检验医嘱确认记入各病区患者检验等的费用。

三、病房医疗的基本流程

1. 入院患者管理

（1）入院 24 h 内

1）一般患者入院，通常院方会在 30 min 内给予初步处理，对于急危重患者，则会在 5 min 内实施治疗措施，医生一般会根据实际情况选择先抢救后检查还是边抢救边检查。

2）若为急、危、重患者，则经治医师会随时请上级医师进行查看，及时与患者家属进行沟通，并下达病危/病重通知，安排家属进行知情签字。

3）由经治医师做出初步诊疗意见并完成病历书写（8 h 内完成首次病情记录、

24 h 内完成入院病历，重危患者 2~4 h 内完成入院记录或抢救结束后 6 h 内完成抢救记录）。

（2）入院三天内

1）患者须在此阶段完成五大必检常规项目（血常规、尿常规、肝功能、肾功能、空腹血糖）和有针对性的、具有鉴别诊断意义的检查项目，检查报告单于检查后 24 h 内归入病历。对异常检查结果，病历中要进行分析和检验（或检查）复查。

2）确诊患者按诊疗常规进行治疗，未确诊患者则需要做进一步检查，必要时院方将组织科内讨论与科室间会诊。

3）无论病情诊断已明确或仍不明确，院方均须与患者或其家属进行沟通并做好沟通记录，并由患者或其家属进行知情签字。

2. 住院患者管理

（1）查房

住院医师每天上下午至少查房 2 次；值班医师接班及下班前必须对新入院患者、重危患者、手术患者查房；晚班医师必须在睡前和早交班前查房，科主任必须每天查房。对重危患者必须床前交接班并书写交接班记录。

（2）病例讨论

一周未确诊或治疗无效者，必须进行科内讨论或院内会诊，对确诊者按诊疗计划实施治疗。

（3）会诊/转院

两周仍未能确诊者须进行院外或远程会诊，或转上级医院诊疗。

（4）患者住院 3 天内

观察患者住院期间病情变化。住院期间，若发生以下情况，均须对患者或家属进行告知并请患者或家属签字确认。

1）对患者进行输血、手术、麻醉或其他特殊诊疗。

2）重要医嘱或药物更改。

3）诊疗方案改变、发生自费诊疗项目。

4）患者即将出院等。

四、转院的基本流程

由于技术、设备条件和科室设置等存在限制的原因，医院对本院不能诊治的患者可以进行转院。经科内讨论决定后，由经治医师上报科主任及医务科或行政总值班，经同意后才可办理转院手续（患者及家属要求自动出院者除外）。

医保患者转诊外省的，需经治医师申请，医疗保险办公室审批后办理转院手续。

患者转院时可按照有关规定复印并带走病历资料，住院病历原始资料不得带走或借出。如估计转院途中可能使患者病情加重或死亡则不能转院，待病情稳定或度过危险期后再进行转院。危重的患者转院时要写明陪护人员，一般为一名，需要搬运的患者可设两名陪护人员。

五、医院就诊服务客户端常规功能模块的操作流程

医院就诊服务客户端常规功能模块一般有注册、当日预约、预约挂号、在线咨询、在线复诊、在线缴费、检查预约、检验预约、检查报告、检验报告、专家介绍等。

随着技术的进步和对患者就医体验的进一步关注，门诊报到、候诊查询、智能导诊等方便患者就医的功能模块也逐渐成为常设模块。

下面以广安门医院为例，介绍常规功能模块的操作流程。

1. 就诊人注册模块

（1）从 App 或微信小程序进入医院就诊服务客户端首页，如图 4-4 所示。

（2）点击右下角"个人中心"，如图 4-5 所示。

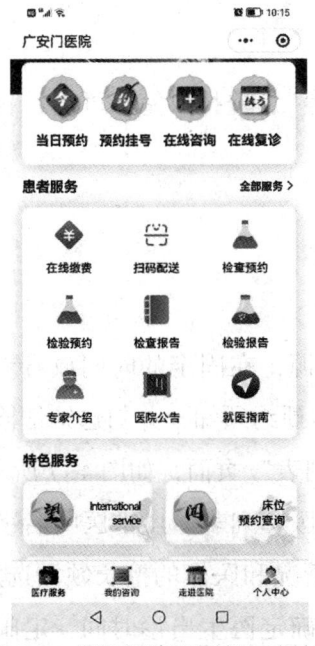

图 4-4 医院就诊服务客户端首页

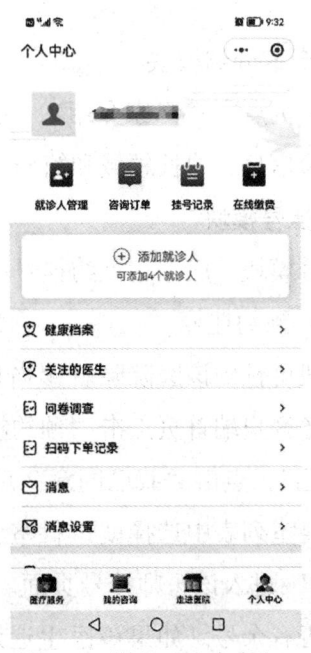

图 4-5 进入"个人中心"

(3)点击"就诊人管理",再点击下方"+持卡人",进入"新增持卡人"页面,填写就诊人信息,如图4-6所示。填好信息后点击"保存"便实现了就诊人的添加,即可使用相关的模块功能了。为了提高抢号概率,可以把就诊患者设置为"默认就诊人",挂号时便可省略选择就诊人这个步骤,进而快速锁号。

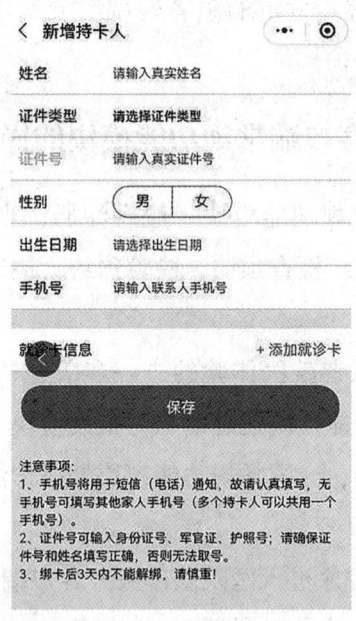

图4-6 "新增持卡人"页面

2. 专家介绍模块

在首页点击"专家介绍",可进入"医生列表",选择科室,可查看科室中专家的坐诊信息、擅长领域和简介。

3. 挂号模块

挂号模块一般分为预约挂号和当日预约两部分。

(1)预约挂号

一般可预约该医院除就诊当日外的七日内号源,在固定的时间放号。在医院就诊服务客户端首页点击"预约挂号",认真阅读预约须知,并勾选知情同意书前方的"□",点击"我已同意"后,进入"科室列表"页面,如图4-7所示。

从科室列表中选择就诊科室,点击进入科室医师列表。点击医师名字后方的"可预约"进入该医师挂号页面。根据就诊患者情况和医生的擅长领域选定医生,看其是否有余号。如果该医生近期已无余号,应确定医生出诊时间,定闹钟提醒下次挂号的时间。

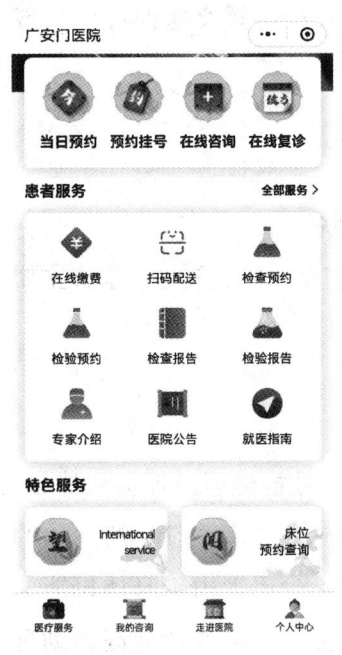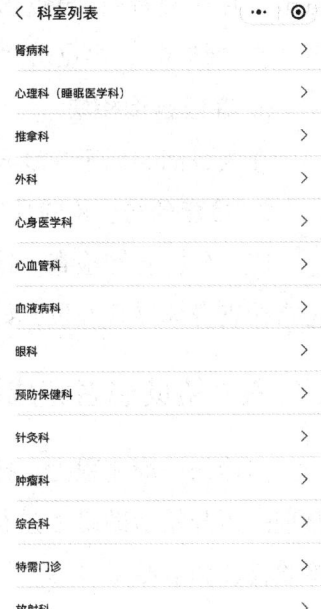

图 4-7　预约挂号

闹钟定在专家放号时间的前 1~2 min，提前进入 App 或小程序，在"个人中心"→"就诊人管理"中将患者设定为默认就诊人。退回首页点击"预约挂号"→"我已同意"→选择科室，找到想要挂号的专家名字，手停留在"可预约"字上方。用其他设备打开世界时钟，比放号时间点早 1~3 s（根据手机配置和网速把握）迅速点击"可预约"，确认预约并支付。

（2）当日预约

在首页点"当日预约"→"我已同意"→选择科室。在当日号放号时间点进入页面，用另外的设备打开世界时钟，到放号时间迅速点击专家名字后面的"可预约"，确认预约并支付。

4. 在线缴费模块

打开医院 App 或者微信小程序，点击首页"在线缴费"，选择就诊人，按提示操作即可完成在线缴费。

5. 在线复诊模块

半年内在本院就诊过的患者，可以进行在线复诊。打开医院 App 或者微信小程序，点击首页"在线复诊"，选择在线复诊医生，再选择"在线复诊"，勾选知情同意书，选择就诊人并填写相关病情信息。医保患者选择挂号类型为"北京市医保卡挂号"，再点击"确认支付"，等待医生接诊。医生接诊后，进入个人中心，点击"在线缴费",再点击"缴费"获取待缴费账单,选择"提交医保订单"或者"自费结算",再点击"确认提交",订单确认成功。

6. 在线咨询模块

在线咨询类似于在线复诊,此处不再赘述。

7. 检查预约、检验预约、检查报告、检验报告等模块

应区分检验和检查。检验主要是指化验人体成分,如血、尿、粪等;检查主要是指检查身体器官部位,如心电图、超声、影像等。

六、协助患者完成诊疗活动

门诊的一般流程为:挂号→初诊→检验检查→复诊,社群健康助理员从挂号、整理病历开始帮助患者进行就诊前准备,在门诊处帮助陈述患者病情,协助预约检验检查和取结果复诊,协助患者完成门诊看病流程。不少患者由于身体机能的退化或文化水平有限,不能很好地理解医生给出的诊疗方案,需要社群健康助理员用患者能接受的方式和语言进行转述。

一些患者不方便亲自去医院复诊,这时可通过线上方式远程诊疗。社群健康助理员协助患者先预约在线复诊号,再协助患者提交病情描述,上传就诊需要的与病情有关的照片等,耐心等待医生接诊。医生接诊后,协助患者和医生进行沟通、向医生陈述病情、回答医生的提问等,医生给出诊疗方案后对患者进行转述。

对于要求体检的患者,社群健康助理员协助其联系体检中心或医院预防保健科等体检部门预约。按体检部门要求,提醒患者体检前注意清淡饮食、保证充足睡眠,体检当日空腹,准备适量的水和食物,做完空腹检查项目后尽快进食,以免身体不适。社群健康助理员身上可备少量糖块,以备不时之需。

培训项目 3 健康访视

培训单元 1 访视的规划与准备

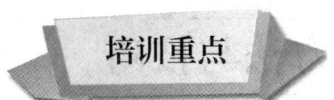

1. 了解访视的概念和分类。
2. 了解访视人群的分类及需求。

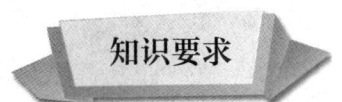

一、访视的概念和分类

1. 访视的概念

访视是为了维持和促进个人、家庭与社区的健康而对访视对象及其家庭成员提供服务的活动。

2. 访视的分类

根据目的不同,可将访视分为三类:评估性访视、连续照顾性访视、急诊性访视。

(1) 评估性访视

评估性访视通常是一次性的,对于社区中老年体弱患者家庭的考察,通常采用评估性访视。

（2）连续照顾性访视

连续照顾性访视通常是定期进行的，对于患慢性病或行动受限的卧床患者或临终患者，通常采用连续照顾性访视。

（3）急诊性访视

急诊性访视多为随机性的，对于临时发生的紧急情况，通常采用急诊性访视。

二、访视人群的分类及需求

访视人群对象可以是家庭中的患者或整个家庭，具体特征与需求，参见职业模块三培训项目1的培训单元1。

培训单元2　健康访视沟通的方法与技巧

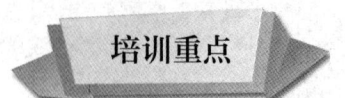

1. 掌握访视的基本礼仪。
2. 掌握健康访视沟通方法与技巧。

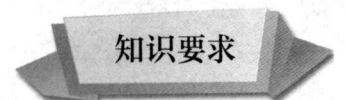

一、访视的基本礼仪

1. 访视应事先预约，不可贸然登门。登门拜访时，可带一些小礼物。
2. 如期到访，尽量不早到或迟到。若因特殊情况不能按时到达，应打电话说明原因。
3. 穿着应得体、整洁、协调、便于开展工作，以适合自己的职业身份为宜。
4. 态度合乎礼节，大方稳重，表示出对访视对象的关心和尊重。
5. 控制拜访时间，切忌停留时间过长或滞留过晚，以免影响访视对象的休息。

二、健康访视沟通方法

1. 事前准备

社群健康助理员要查看服务对象的基本信息和进展情况，设立本次沟通的目标，确定好信息发送的方法（如电话、邮件或交谈等）和信息内容。

2. 总结前一阶段的进展

社群健康助理员要在开始沟通时询问服务对象自上次沟通以来的情况，提问后以聆听为主。通过积极聆听，理解对方的意思，并及时进行确认和反馈。当没有听清楚或没有理解对方的陈述时，要及时提出，一定要完全理解对方所要表达的意思，做到有效沟通。

3. 确认对方目前的需求

社群健康助理员在对服务对象已有的进步予以肯定后，要与其共同分析目前存在的问题。

4. 达成共识

社群健康助理员要协助服务对象找到解决问题的办法，并达成进一步共识，制定下一阶段的目标。

三、健康访视沟通技巧

健康访视沟通技巧是指在健康访视活动中为有效达到预期目的而采用的语言和非语言的方式方法。在健康访视活动中，用说、听、看、问、答、表情动作等方式传达信息是沟通的基本方式，每一种方式的运用都有一定的技巧，会直接影响交流的效果。下面介绍几种健康访视沟通的基本技巧。

1. 语言的技巧

良好的语言表达能力应包括用词准确、语意明白、结构分明、语句简洁、合乎规范，能把客观概念表述得清晰、准确、连贯、得体，且没有语病。好的语言表达要遵循以下要点：

（1）使用听者熟悉、易懂的语言。

（2）语气和蔼亲切。

（3）讲话速度适中，避免过快和过慢。

（4）声音应该有高低起伏，不要平铺直叙。

（5）发音吐字要清晰，能够让对方听清楚。

（6）讲话的语气要生动。

（7）适当重复重要的和不易被理解的话。

（8）在与对方交谈时要有停顿，避免自己一个人长时间地讲话。

（9）尽量避免使用专业术语，应用通俗语言代替专业术语。

（10）恰当运用举例引证、示范与演示的技巧。

2. 倾听的技巧

倾诉与倾听，两者共同构成了交流的基础。倾听不仅仅是耐心和专注地听，还包括通过所听到的信息来识别对方的情感和意图，并能够提练对方所要阐述的核心信息和要点。好的倾听要遵循以下要点。

（1）尽可能地多听、留意听，努力发现对方对某一问题的了解程度和看法。

（2）不轻易打断对方的讲话，耐心地等对方讲完。

（3）始终保持友好和礼貌的态度，利用各种语言和非语言的方式表示自己在认真倾听，使对方感到轻松和被尊重。用目光注视对方的眼睛，用视线进行交流，点头或简单应答，以鼓励对方说话。

（4）不急于表达自己的观点，不轻易对对方的话作出评论。

（5）对方讲话时不要被其他事情干扰，如接电话、看文件、看表等。

（6）对敏感的问题要善于听出话外音，以捕捉真实的信息。

3. 提问的技巧

（1）根据问题的不同，可以把问题分为以下几个类型。

1）封闭性问题。把问题的回答限制在有限的答案中，要求对方做出准确的答复，以利于提问者收集准确的信息。如"您是否接种过新冠疫苗？"等。

2）开放性问题。问题和答案均没有限定，提问者可以通过这类问题获取更多的信息。如"您认为基层医疗卫生服务还有哪些需要改进的地方？""您对便民化医疗服务有什么意见和建议？"等。

3）试探性问题。这类问题是提问者对对方的一种试探性提问，用来证实某种猜测或打破僵局，以促进交流的顺利进行。如"您最近是不是在接受康复治疗？""您是不是尝试过节食减肥？"等。

4）探究型问题。探究型问题是提问者尝试进一步了解对方某种认识、观点、现象、行为原因的一种提问方式，常常以"为什么"的形式出现。如"您为什么没有尝试运动健身？""您为什么没有坚持配合对高血压的治疗？"等。

5）诱导型问题。诱导型问题是指提问者为了获得某一回答而在所提问题中添加暗示被询问者的内容，或者将需要被询问人作证的有争议的事实假定为已存在的事实而进行的提问。如"您是因为胆囊炎引起的疼痛还是其他情况？""您的偏头痛是吃中药治好的吗？"等。

6）复合型问题。复合型问题是指在一句提问中常常包含两个或两个以上的问题，容易造成回答者的困惑，导致提问者信息收集遗漏和不准确。如"您抽烟喝酒吗？""您患有高血压、糖尿病吗？"等。

（2）使用适当的提问方法可以促进沟通交流的进行，并能够更高效地获得目标信息。好的提问技巧包括以下方面。

1）提出问题时要注意观察对方的表情，并尽量多考虑对方的感受，创造轻松愉快的交流气氛。

2）把握提问节奏，吸引对方的注意力并促使回答环节的顺利展开。

3）对敏感问题的提问要尤其注意，可以先询问一般性问题，再逐步深入询问敏感问题，不要单刀直入。注意选择适宜的交谈环境、时间和地点，可以采用试探性提问方式。

4）要了解对方的态度、观点等信息，应该使用开放性问题，避免使用封闭性问题。

5）提出探究型问题时应特别注意语气缓和、态度轻松，不可使用质问的语气。

6）要想收集到真实信息，就不能用诱导型提问。

7）问题尽量简练、明确，不提复合型问题。

4. 观察的技巧

观察就是用眼睛看，在语言交流之外，社群健康助理员还可以通过观察表情、动作来收集对方不自觉地以非语言方式表达出的内心活动信息。好的观察要遵循以下要点。

（1）观察时要细心、全面和敏锐。

（2）观察时要非常仔细，眼光要敏锐，要善于捕捉细微的变化，能够透过表面现象发现深层的内心活动和被掩盖的事实，从而获得真实的信息。

（3）细心的观察要建立在诚恳、坦然的基础之上，在对方讲话时要专心聆听，不能把视线转移到其他地方。

（4）不能把细心的观察变成窥视，否则就不是正常的观察了，交流时也必然会引起对方的反感，导致交流无法成功进行。

5. 反馈的技巧

在人际交流中，对对方传递的信息给予及时、恰当的反馈，可以促进交流的进行。

（1）反馈的形式和分类

在人际交流中有3种反馈形式：语言反馈、体语反馈和书面反馈。其中，体语反馈是用动作、表情等身体语言给予反馈；书面反馈是利用书面文字或符号给予反馈。在不宜用语言和体语进行反馈的情况下，可以用文字或符号等书面方式来传递反馈信息。

依据性质的不同，反馈可分为积极性反馈、消极性反馈和模糊性反馈。

1）积极性反馈：作出理解、赞同、支持的反应，是一种积极性反馈，如"我认为你说得对""好""对"等。

2）消极性反馈：和缓、委婉、耐心地纠正对方的错误观点或行为。

3）模糊性反馈：对于敏感或者难以回答的问题，采取适当回避，不做正面解答的方式。

（2）反馈方式

好的反馈方式包括以下方面。

1）在听取对方的陈述时，要集中注意力，并随时用表情和动作来表现自己对对方谈话的兴趣，如微笑、点头等，以支持对方把交流进行下去（积极性反馈技巧）。

2）恰当运用体语，如点头、摇头、伸出拇指等（积极性反馈技巧、消极性反馈技巧）。

3）支持对方的正确观点和行为时态度要鲜明（积极性反馈技巧）。

4）纠正对方错误的观点和行为时要和缓、婉转、耐心（消极性反馈技巧）。

5）对一些敏感问题和难以回答的问题可以暂时回避，不作正面解答（模糊性反馈技巧）。

6）对于知识性问题或决策性问题，不要给对方似是而非、含糊不清的回答，应清楚对方问题的核心，不要答非所问，在了解对方的意图后，针对问题的实质给予解答。

7）对于不同人提出的同样问题，回答可以因人而异。应根据当事人的背景、性别、年龄、文化程度、宗教信仰、性格等情况给予恰当的回答。

6. 非语言传播的技巧

非语言传播的技巧是指运用身体语言、类语言和时空语言的传播技巧，即借助视觉、听觉、触觉等感官分享信息,增进交流效果。非语言传播的技巧包括以下方面。

(1) 动态体语

以点头表示肯定,以摇头表示否定;以微笑、握手表示友好;用亲切的目光注视对方表示尊重。

(2) 静态体语

应服饰整洁,仪表端庄。

(3) 类语言

改变声调节奏,合理运用笑声,可以起到调节气氛的效果。

(4) 时间语

如提前到达会场或约会地点,准时赴约,可以给人以信赖感。

(5) 空间语

如安静整洁的环境,可给人以安全感和轻松感;与谈话者之间不要有过大的障碍物,使双方置身于有利交流的空间位置和距离,从而有利于增进交流。

培训单元3　访视记录与总结

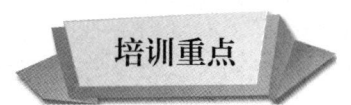

1. 了解健康访视的程序。
2. 掌握访视记录的内容。

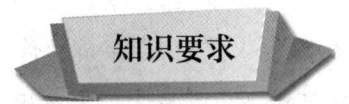

一、健康访视的程序

健康访视的程序一般分为访视前、访视中和访视后三个阶段。

1. 访视前阶段确定访视的对象、目的、时间和内容,制订访视计划,与被访视者取得联系，准备访视的用品。

2. 访视中阶段按计划实施访视，注意和对象建立良好、融洽的关系。

3. 访视后阶段，应对访视内容进行完整记录，重新检查、更改护理计划，并制订下次访视计划。

二、访视记录的内容

访视记录由访视对象个人资料、参加访视人员、访视内容、访视总结等部分组成。

1. 记录访视对象个人资料，包括姓名、性别、年龄、现住址、联系方式等；同时，记录参加访视人员的职务、姓名、访视时间。

2. 记录访视内容，包括访视对象目前健康状况、既往史、家族史、目前治疗及用药情况、双方协商内容和注意事项等。

3. 对访视结果进行总结，不同的访视对象，总结方法略有区别。对于首次访视的对象，应分析其健康问题中能够通过改变生活习惯得到改善的方面，并提出相应的改进对策。对于非首次访视的对象，则应对患者健康状况改变情况进行对比，发现患者得到改进的地方，给予正强化，鼓励患者继续保持良好的生活习惯；如果发现患者健康状况每况愈下，应找出原因，更新改进对策，并在必要时提醒患者就诊。

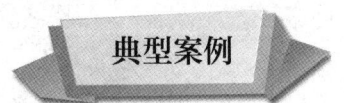

典型案例

对高血压控压不稳患者的健康访视

一、情景描述

李小红，女，68岁，反复头晕5年，最近1月余症状加重。曾于10年前被诊断为高血压，既往血压控制不佳，目前服用依那普利、硝苯地平、美托洛尔，血压控制效果一般。患者身高165 cm，体重80 kg，平时很少参与锻炼，饮食结构偏咸、偏荤、偏油腻，每日吸烟10根、饮用白酒150 mL。

二、案例分析

患者罹患高血压十年，既往降压药物已控制不好血压，存在较大的健康风险，拟对其进行生活习惯指导和降压方案调整，须对其进行健康访视，以期达到良好的血压控制效果。

1. 健康访视目的

（1）使患者的血压达到或接近正常水平，消除症状或延缓并发症。

（2）通过各种健康教育方式对患者普及高血压的相关防治知识。

（3）增强高血压患者的自我管理能力和自我保健能力。

（4）帮助患者在饮食调整、运动锻炼、生活习惯、生活方式、心理调节、服药情况、血压监测等方面进行调控。

（5）评估及促进家庭功能，与访视对象建立良好的信赖关系。

2. 健康访视内容

（1）明确患者血压控制水平、波动情况、服药行为以及饮食、运动等行为危险因素控制情况。

（2）了解家庭状况、家庭环境、家庭成员健康状况。

（3）为家庭成员提供必要的体格检查。

（4）讨论并提出现存的健康问题，评估可能的解决方法，进行健康指导。

（5）对患者及其家庭成员进行高血压健康教育，强化病人及家属对通过饮食、运动治疗疾病的重要性的认识。

3. 健康访视准备

（1）确定访视对象

李小红及其家属。

（2）确定访视团队

由1名全科医生、1名全科护士及相关人员组成访视团队。

（3）查看家庭资料

查看家庭健康档案资料，了解访视对象的家庭背景，尤其是家庭成员的健康状况。

（4）准备物品

体检工具，如体温计、量尺、电筒、听诊器、血压计等；常用消毒隔离物品及外科器械，如消毒手套、口罩、帽子、工作衣、钳子、剪刀、乙醇、碘伏等；常用药品、一次性注射器和输液器、各种尺寸的敷料、无菌纱布、棉球、棉签、护理记录单、健康教育材料、社区地图、电话本等。

（5）电话预约访视时间。

（6）安排访视路线，确定交通工具，准备文书记录。

4. 健康访视实施

5. 健康访视总结

(1) 访视中的成就

1) 通过面对面的交谈，了解患者血压控制情况，了解其家庭情况。确定访视主题为加强血压控制，预防和控制高血压并发症，提高患者的生活质量。

2) 进行了规范全面的健康教育，包括以下内容：饮食指导，建议少食多餐、少钠多钾、少荤多素；运动指导，指出适量运动及保持标准体重是具有巩固药物降压效果的作用；戒烟限酒指导，指出高血压患者还应戒烟限酒；心理平衡指导，指出高血压是一种身心疾病，高血压患者应保持平静的心境，避免情绪激动及过度紧张、焦虑，当有较大的精神压力时应向他人倾吐，将压力宣泄出去，并适当加强自身修养；药物治疗指导，指出药物治疗是目前控制高血压的主要方法，并且越早及时、正确的治疗，高血压所带来的危害就越小。总之，对高血压患者进行系统的健康教育，能让患者了解更多的高血压相关知识，使患者积极主动地改变生活方式，拥有健康心理。接受早期、正规的药物治疗，提高高血压的知晓率、治疗率和控制率，从而达到高血压的一级、二级预防。

3) 增强了家庭成员彼此的情感支持，充分有效地利用家庭资源，激励他们积极、主动地参与到预防和对抗疾病的行列中来。帮助患者家属树立了正确的社区医疗理念，解决了家庭护理方面的一些困惑，增强了患者家属的责任意识和信任度。

(2) 访视中发现的问题

1) 高血压，血压控制不佳。

2) 肥胖。

3) 缺乏锻炼。

4) 饮食结构不平衡。

(3) 访视后的建议

1) 尽快到门诊就医，调整降压方案，规律服药治疗。

2) 加强体育锻炼，每周至少3次，每次30 min左右，保持理想体重。

3) 低盐低脂饮食，注意饮食结构平衡。

4) 规律生活作息，若有不适及时就诊。

5) 戒烟限酒，坚持良好的生活习惯。

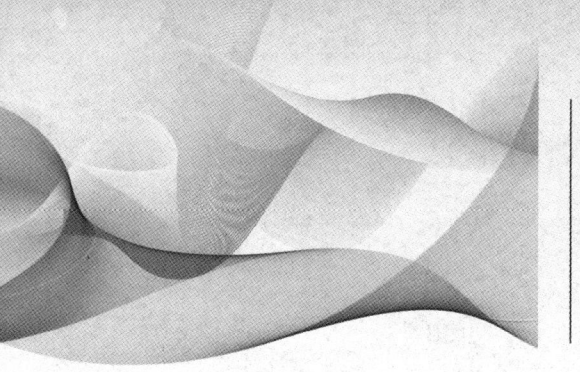

职业模块 五
健康促进协助

培训项目 1 生活方式健康促进

培训单元 1 慢性非传染性疾病信息汇总

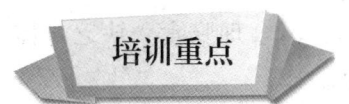

1. 了解慢性非传染性疾病的特征和种类。
2. 能通过量表监测、分类、汇总慢性非传染性疾病信息。

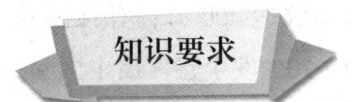

一、慢性非传染性疾病的特征和种类

1. 慢性非传染性疾病的定义

慢性非传染性疾病,简称慢性病,它不是特指某种疾病,而是对一类起病隐匿、病程长且病情迁延不愈,缺乏确切传染性生物病因证据的疾病的概括性总称。

2. 慢性非传染性疾病的特征

（1）病因复杂,发病与多个行为因素有关。

（2）潜伏期较长,没有明确的得病时间。

（3）病程长,随着疾病的发展,表现为功能进行性受损或失能,对健康损伤严重。

（4）很难彻底治愈,表现为不可逆性。

3. 慢性非传染性疾病的种类

慢性非传染性疾病的种类很多，常见的主要有心脑血管疾病、癌症、糖尿病、慢性呼吸系统疾病。其中，心脑血管疾病包含高血压、脑卒中和冠心病等。

二、慢性非传染性疾病危险因素

1. 慢性非传染性疾病危险因素的定义与分类

一种慢性非传染性疾病常常是多个危险因素共同作用的结果，同时，一个危险因素也可导致多种慢性非传染性疾病发病风险的增加。慢性非传染性疾病危险因素可分为可改变的危险因素和不可改变的危险因素两大类。可改变危险因素如果没有得到有效控制，可进一步演变成中间危险因素，导致各种慢性非传染性疾病的发生。中间因素既是上游危险因素的结果，也是下游疾病的原因。

慢性非传染性疾病不可改变的危险因素包括年龄、性别、种族、遗传，慢性非传染性疾病可改变的危险因素主要为吸烟、过量饮酒、不合理膳食、缺乏身体活动、不良心理精神因素以及自然环境和社会环境因素等。

2. 慢性非传染性疾病的常见危险因素

（1）吸烟

吸烟可引起多种慢性非传染性疾病，如心脑血管疾病、多种恶性肿瘤以及慢性阻塞性肺疾病等。20 世纪末，全球每年死于吸烟的人数达 400 万，有预测到 2030 年，吸烟导致死亡的人数每年将增至 1 000 万，其中 70% 发生在发展中国家。我国每年死于吸烟的人数超过 100 万，据统计，全国总吸烟人数超过 3 亿。

（2）过量饮酒

适量饮酒对机体的影响仍有争议，但研究结果一致表明，过量饮酒与心血管疾病、恶性肿瘤和肝脏疾病有关。饮酒量越大，对机体的危害越严重。大量饮酒可致肝癌的死亡率增加 50%，酗酒还是急性心脑血管事件发生的重要诱因之一。

（3）不合理膳食

慢性非传染性疾病的发生与膳食方式和膳食结构有着密切关系，主要表现为：

1）脂肪摄入过多，尤其是饱和脂肪酸和反式脂肪酸摄入过多与心血管疾病和多种恶性肿瘤的发病密切相关。

2）部分维生素摄入不足与某些恶性肿瘤的发病有关。

3）膳食纤维摄入不足可导致结肠癌和直肠癌的发病率增高。

4）膳食总热量摄入过多导致超重或肥胖，而后者又是多种慢性非传染性病病发病的重要原因。

5）食盐摄入过多，高盐饮食与消化道疾病和心血管疾病发病有关。

（4）缺乏身体活动

缺乏身体活动是慢性非传染性疾病最主要的危险因素之一，其与高血压、脑卒中、冠心病、糖尿病、多种恶性肿瘤和骨质疏松等多种慢性非传染性疾病的发生有关，缺乏身体活动也是超重或肥胖的重要原因。

（5）其他因素

与慢性非传染性疾病相关的其他危险因素主要包括不良心理精神因素、自然环境和社会环境因素等。长期的心理压力、精神紧张或负面情绪等不良心理精神因素与心血管疾病和一些恶性肿瘤的发病有关。人类赖以生存的水、空气、土壤等自然环境污染是多种慢性非传染性疾病发病的重要原因之一。现代社会所面临的紧张生活和工作状态、诸多传统的不健康的生活方式等都是社会环境因素的不同体现形式。

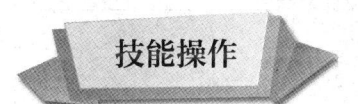

慢性非传染性疾病危险因素调查表的填写

生活方式是影响人类健康的四大因素之一，在过去较长一段时间里，人们对健康调查的认知主要集中在体格检查方面，却忽略了生活方式的重要作用。表5-1摘自中国慢性病及其危险因素监测个人调查表，是一份权威的慢性病危险因素调查表，除个人基本情况之外，还包括吸烟情况、饮酒情况、饮食情况、身体活动等部分。

步骤1　准备工作

（1）熟悉调查表的内容，接受调查员培训。

（2）明确调查对象。

（3）签署知情同意书，被调查者自愿签署知情同意书。

步骤2 填表

表 5-1 慢性非传染性疾病危险因素调查表

姓名：　　　　　　　　编号：

吸烟情况			
现在吸烟情况			
B1	您现在吸烟吗，每天吸、不是每天吸、还是不吸？	1 是，每天吸 …… 2 是，但不是每天吸 …… 3 不吸 ……	B2 B3 B8
B2	您是从什么时候开始每天吸烟的？ （调查员注意：记不清填"-9"）	☐☐ 周岁	
B3	下列烟草，您通常吸多少？		
	类型	吸烟量（只填其中1项） 根据调查对象吸烟情况选择填写	
	香烟	a1 ☐☐ 支/天　　　a2 ☐☐ 支/周	
	手卷烟	b1 ☐☐ 支/天　　　b2 ☐☐ 支/周	
	旱烟/烟斗	c1 ☐☐ 斗/天　　　c2 ☐☐ 斗/周	
	雪茄	d1 ☐☐ 支/天　　　d2 ☐☐ 支/周	
	其他，请说明 _____	e1 _____　　　e2 _____	
戒烟行为			
B4	过去您是否戒过烟？（这里的戒烟是指认真考虑过要戒烟并有所行动）	1 是 2 否 ……	B7
B5	在过去12个月里，您尝试过戒烟吗？	1 是 2 否 ……	B7
B6	在过去12个月里，您是否曾使用过尼古丁替代治疗或其他西药尝试戒烟？	1 是 2 否	
B7	下面哪个选项最符合您关于戒烟的想法？	1 准备在1个月内戒烟 2 考虑在12个月内戒烟 3 会戒烟，但不会在12个月内戒烟 …… 4 不想戒烟 99 不知道	B10

续表

B8	您过去是否吸烟？	1 是，每天吸 2 是，但不是每天吸 3 不吸 …………………… ✐ 99 不知道 …………………… ✐	B10 B10
B9	您停止吸烟多长时间了？ （调查员注意：仅包括调查对象完全戒烟的情况，还在偶尔吸烟的情况不包括在内。注意只能填写 1 项）	a ☐☐ 年 b ☐☐ 月 c ☐☐ 周 d ☐☐ 日	
被动吸烟			
B10	通常情况下，您会接触二手烟吗？	1 有 …………………… ✐ 2 几乎没有 …………………… ✐	B11 C1
B11	每周累计超过 15 min 的有几天？	1 有，为 ☐ 天 2 无	

饮酒情况			
C1	在过去 12 个月里，您喝过酒吗？	1 喝过，在过去 30 天内 2 喝过，在 30 天前 3 没喝过 …………………… ✐	D1
C2	在过去 12 个月里，您饮酒的频率如何？	1 每天 2 5~6 天/周 3 3~4 天/周 4 1~2 天/周 5 1~3 天/月 6 少于 1 天/月	

C3	在过去 12 个月里，您饮用下列酒类的频率及通常一天的饮用量是多少？ （调查员注意：记不清在小数点前靠右填"-9"，没有饮用则不填饮用频率和饮用量）				
	a 是否饮用 1 是，2 否	b 饮用频率（只填其中 1 项）			c 过去 12 个月中，通常一天的饮用量（mL）
		b1 天/周	b2 天/月	b3 天/12 月	
	白酒 （≥42 度）	☐	☐	☐☐	☐☐☐	☐☐☐

续表

		a 是否饮用 1是，2否	b 饮用频率（只填其中1项）			c 过去12个月中，通常一天的饮用量（mL）
			b1 天/周	b2 天/月	b3 天/12月	
C3	白酒（<42度）	☐	☐	☐☐	☐☐☐	☐☐☐☐
	啤酒	☐	☐	☐☐	☐☐☐	☐☐☐☐
	黄酒	☐	☐	☐☐	☐☐☐	☐☐☐☐
	米酒	☐	☐	☐☐	☐☐☐	☐☐☐☐
	葡萄酒	☐	☐	☐☐	☐☐☐	☐☐☐☐
	青稞酒	☐	☐	☐☐	☐☐☐	☐☐☐☐

饮食情况

请回忆在过去12个月里，您是否吃过下列食物，并估计各类食物的食用频率和食用量

		a 是否食用 1是，2否	b 食用频率（只填其中1项）				c 平均每次食用量（g）
			b1 次数/天	b2 次数/周	b3 次数/月	b4 次数/年	
D1	米、面、杂粮等粮谷类食物（按生重）	☐	☐	☐	☐	☐☐	☐☐☐
D2	薯类（土豆/芋头/红薯）	☐	☐	☐	☐	☐☐	☐☐☐
D3	畜肉类（按生重）	☐	☐	☐	☐	☐☐	☐☐☐
D4	禽肉类	☐	☐	☐	☐	☐☐	☐☐☐
D5	水产品（鱼虾类，按生重）	☐	☐	☐	☐	☐☐	☐☐☐
D6	新鲜蔬菜	☐	☐	☐	☐	☐☐	☐☐☐
D7	新鲜水果	☐	☐	☐	☐	☐☐	☐☐☐

续表

		a 是否食用 1是，2否	b 食用频率（只填其中1项）				c 平均每次食用量（g）
			b1 次数/天	b2 次数/周	b3 次数/月	b4 次数/年	
D8	蛋类	☐	☐	☐	☐	☐☐	☐☐☐
D9	奶类及奶制品	☐	☐	☐	☐	☐☐	☐☐☐
D10	豆类及豆制品	☐	☐	☐	☐	☐☐	☐☐☐
D11	您觉得多吃盐会影响健康吗？	1 会 2 不会 ………………✍ E1 99 不清楚 ……………✍ E1					
D12	您觉得多吃盐会加重或引起下列哪些疾病？（可多选）	1 高血压 2 糖尿病 3 白内障 4 关节炎 5 都无关 88 其他_____ 99 不清楚					

身体活动

下列问题是目前您进行各类身体活动（包括工作、农活及家务活动，交通性身体活动，休闲性锻炼或运动等）的情况。请回答：

工作、农活及家务活动			
E1	在您的工作、农活及家务活动中，有没有高强度活动，并且活动时间持续 10 min 以上？ （高强度活动是指如搬运重物、挖掘等需要付出较大体力，或引起呼吸、心跳显著增加的活动） （调查员注意：可出示身体活动分类表）	1 有 2 没有………………✍	E4
E2	在您的工作、农活及家务活动中，通常一周内有多少天会进行上述高强度活动？	☐ 天	

续表

E3	在您的工作、农活及家务活动中，通常一天内累计有多长时间进行上述高强度活动？ （调查员注意：每次活动时间若少于 10 min，则不计算在内）	☐☐ h ☐☐ min	
E4	在您的工作、农活及家务活动中，有没有中等强度活动，并且活动时间持续 10 min 以上？ （中等强度活动是指如锯木头、洗衣服、打扫卫生等需要付出中等体力，或引起呼吸、心跳轻度增加的活动） （调查员注意：可出示身体活动分类表）	1 有 2 没有 ………… ✍	E7
E5	在您的工作、农活及家务活动中，通常一周内有多少天会进行上述中等强度活动？	☐ 天	
E6	在您的工作、农活及家务活动中，通常一天内累计有多长时间进行上述中等强度活动？ （调查员注意：每次活动时间若少于 10 min，则不计算在内）	☐☐ h ☐☐ min	

交通性身体活动
以下问题不包括上述已提及的工作、农活及家务活动

E7	您在外出时，有没有步行或骑自行车持续至少 10 min 的情况？	1 有 2 没有 ………… ✍	E10
E8	通常一周内，您有多少天外出时步行或骑自行车持续至少 10 min？	☐ 天	
E9	通常一天内，您步行或骑自行车多长时间？	☐☐ h ☐☐ min	

休闲性锻炼或运动
以下问题不包括上述已提及的工作、农活、家务活动和交通性身体活动

E10	您是否进行持续至少 10 min，引起呼吸、心跳显著增加的高强度运动或休闲活动？如长跑、游泳、踢足球等 （调查员注意：可出示身体活动分类表）	1 有 2 没有 ………… ✍	E13
E11	通常一周内，您有多少天进行上述高强度运动或休闲活动？	☐ 天	
E12	通常一天内，您累计有多长时间进行上述高强度运动或休闲活动？	☐☐ h ☐☐ min	

续表

E13	您是否进行持续至少 10 min，引起呼吸、心跳轻度增加的中等强度运动或休闲活动？如快步走、打太极拳等 （调查员注意：可出示身体活动分类表）	1 有 2 没有 …………… ✍	E16
E14	通常一周内，您有多少天进行上述中等强度运动或休闲活动？	☐ 天	
E15	通常一天内，您累计有多长时间进行上述中等强度运动或休闲活动？ （调查员注意：每次活动时间若少于 10 min，则不计算在内）	☐☐ h ☐☐ min	
总静态行为			
E16	通常一天内，您累计有多少时间坐着、靠着或躺着？（包括坐着工作、学习、阅读、看电视、用电脑、休息等所有静态行为的时间，但不包括睡觉时间）	☐☐ h ☐☐ min	
业余时间静态行为			
E17a	您在业余时间里，平均每天看电视的时间为多少？	☐☐ h ☐☐ min	
E17b	您在业余时间里，平均每天使用电脑的时间为多少？	☐☐ h ☐☐ min	
E17c	您在业余时间里，平均每天用于阅读（纸质书籍）的时间为多少？	☐☐ h ☐☐ min	
E17d	您在业余时间里，平均每天用于玩电子游戏的时间为多少（不包括电脑游戏）？	☐☐ h ☐☐ min	
上网行为			
E18a	您平均每天用于上网的时间为多少（包括用电脑、平板、手机等工具上网）？	1 ☐☐ h ☐☐ min 2 从不上网 ………… ✍	E19
E18b	您上网花费时间最多的是哪一项？	1 工作需要 2 获取信息（非工作需要） 3 聊天（即时通信工具） 4 网络社区、论坛讨论 5 网络游戏 6 观看视频节目（以休闲娱乐为目的），听音乐 7 购物 88 其他	

续表

睡眠行为			
E19	通常一天内,您睡觉累计有多少时间?	☐☐ h	☐☐ min

在使用表格的时候请注意:
① 表中的序号可以根据实际情况进行修改,但是注意跳答题目的顺序不要弄错。
② 表中的代码栏目是为了保证调查的原始数据与计算机录入、分析时的数据一致而设计的,不可取消,但可根据实际使用更改代码。

培训单元 2　个人健康状况评估

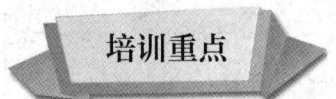

1. 掌握营养状况、运动能力、心理状况、生活方式的评估要点。
2. 能通过量表评估营养状况、运动能力、心理状况、生活方式等健康状况。

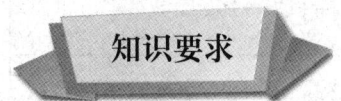

一、营养状况评估

1. 营养状况评估的概念及内容

营养状况评估是指通过对患病机体营养状况进行系统观察和检测,对机体营养状态进行的全面综合评定。常用指标包括:膳食调查、人体组成、人体测量、生化和实验室测定、临床检查。

（1）膳食调查

一般采用 24 h 回顾法连续调查 3~7 日,取平均值与膳食营养素参考摄入量进行比较,以判断患者膳食摄入量状况。

（2）人体组成

一般基于分子水平的二元模式,将人体大致分为脂肪组织和非脂肪组织进行测定。目前推荐使用的测定方法为多频生物电阻抗法。

(3) 人体测量

主要指标包括身体质量指数（body mass index，BMI）、三头肌皮褶厚度、上臂围、上臂中围、握力和腰臀围比值等。

(4) 生化和实验室测定

测定内容包括血清白蛋白、转铁蛋白、前白蛋白、视黄醇结合蛋白、氮平衡、肌酐身高指数、血浆氨基酸谱、免疫功能等。

(5) 临床检查

通过病史采集及体格检查来发现营养素缺乏的体征。

2. 营养评估工具的选择和使用

(1) 营养不良通用筛查工具（malnutrition universal screening tool，MUST）

该工具主要用于营养不良及其风险的筛查，包括三方面评估内容：BMI，体重丢失情况，疾病导致进食减少情况。通过三部分评分得出总分，分为低风险、中风险和高风险。该工具的优点在于快速且容易使用。一般可在 3~5 min 内完成，并适用于所有住院病人。

(2) 营养风险指数（nutritional risk index，NRI）

营养风险指数主要用于临床腹部大手术和胸外科手术前病人全胃肠外营养支持效果的评价。根据血清清蛋白浓度和体重减少百分比进行营养风险评估。NRI 的敏感性和特异性很好，可预测病人的并发症。有研究发现，NRI 与病死率和住院时间延长相关，但与感染率无关。主要的不足是，NRI 测量需要根据病人目前和既往体重得出结果，如果病人由于疾病原因出现水肿，则会影响测量结果。

(3) 简易营养评估（mini nutritional assessment，MNA）

简易营养评估的评定内容包括人体测量、整体评定、膳食评定和主观评定等。根据上述各项评分标准计分并相加，可进行营养不良和营养风险的评估。MNA 快速、简单、易操作，一般需要 10 min 即可完成，主要用于老年病人的营养评估，且与传统的人体营养评价方法及人体组成评价方法有良好的线性相关性，适合社群健康助理员使用。有研究证明，该工具既可用于有营养不良风险的病人，也可用于已发生营养不良的住院病人。此外，还可用于预测健康结局、社会功能、病死率、就诊次数和住院费用等。

(4) 营养风险筛查 2002（nutritional risk screening 2002，NRS 2002）

营养风险筛查 2002 包括四个方面的评估内容，即人体测量、近期体重变化、膳食摄入情况和疾病的严重程度。NRS 2002 评分由三个部分构成：营养状况评分、疾病严重程度评分和年龄调整评分，三部分评分之和为总评分。NRS 2002 突出的优点在于能预测营养不良的风险，并能前瞻性地动态判断病人营养状态的变化，便于及时反馈病人的营养状况并为调整营养支持方案提供依据。而且 NRS 2002 简便易行，使用时便于进行医患沟通，通过问诊的简便测量，即可在 3 min 内迅速完成。因无创、无医疗耗费，故病人易于接受。

上述 4 种营养评估工具的适用对象及优缺点对比见表 5-2。

表 5-2 常用营养评估工具适用对象及优缺点对比

名称	内容	适用对象	优点	不足
营养不良通用筛查工具（MUST）	BMI、体重丢失情况、疾病导致进食减少情况	适用于不同医疗机构，适用于所有的住院患者	简易快速（3~5 min）；适用范围广；适合不同专业医务工作者使用；对于老年住院患者的病死率和住院时间有较高的预测价值和预见性	特异性及针对性相对较弱
营养风险指数（NRI）	根据血清清蛋白浓度和体重减少百分比进行营养风险评估	主要用于临床腹部大手术和胸外科手术前病人全胃肠外营养支持效果的评价	敏感性和特异性很好，可预测病人的并发症	会因病人出现水肿和应激而对血清清蛋白浓度产生影响，使应用受到限制
简易营养评估（MNA）	包括人体测量、整体评定、膳食评定和主观评定等	老年人，社区人群	快速、简单、易操作，一般需要 10 min 即可完成，无创，标准量化，尺度清晰	评分项目包含非定量标准，易出现误判
营养风险筛查 2002（NRS 2002）	营养状况评分、疾病严重程度评分和年龄调整评分	住院患者	能预测营养不良的风险，并能前瞻性地动态判断病人营养状态的变化，便于及时反馈病人的营养状况并为调整营养支持方案提供依据	该工具的使用易受到限制，且使用者须经过一定的培训

二、运动能力评估

1. 运动能力评估的概念及内容

运动既可能给个人带来健康收益，也可能造成健康危害，因此，个人在运动前通过运动能力评估来评测从事运动或相关活动时遭受危害的可能性高低是十分必要的。目前常用的运动能力评估包括各类运动能力测评问卷、最大心率百分比法、运动强度与运动自觉量表、运动测试、体格检查等。

2. 运动能力评估工具的选择和使用

（1）身体活动准备问卷（PAR-Q）

PAR-Q 是目前国际上流行的身体活动自测问卷，主要应用于受试者进行体育锻炼、体能测试或运动机能负荷试验前，其目的是了解受试者身体健康和身体活动的基本情况，以确保测试与锻炼的安全性。对大多数人来说，体育锻炼是非常安全的，但是有些人在提高活动水平之前应该咨询医生。PAR-Q 旨在识别少数不适合进行体育锻炼的成年人或者那些需要在医生指导下进行运动的人。

（2）最大心率百分比法

中等运动强度的心率一般在（60%~75%）HRmax（最大心率）。粗略估算最大心率的公式为 HRmax = 220-年龄（岁）。目前有推荐公式 HRmax = 207-0.7×年龄（岁），该公式计算出的最大心率被认为可适用于所有年龄段和体适能水平的成年男女。

（3）运动强度与运动自觉量表

该量表在业内已使用多年，运动生理学家和医生们在为病人做运动测验时，都会利用这个量表与病人保持沟通，受测者可以立即描述出当时主观上感觉的吃力程度。体能教练在指导学员时也可以采用这个量表，既能够单独使用，也能够和测量心率的方法同时使用，以监测运动强度是否适当。

（4）运动测试

进行运动测试的目的是确定个体的健康状态，排查有运动禁忌证的人群，避免不适当的运动使个体暴露在运动风险当中。还能有助于在指定运动处方时，以个体的运动测试为依据。

三、心理状况评估

1. 心理评估的概念及内容

世界卫生组织指出，健康不仅仅是指没有疾病和不虚弱，而是一种身体上、心理上和社会上完好的状态。心理健康是健康的重要组成部分之一，和生理指标一样，心理健康也需要专业的工具对其进行评估。心理评估有广义和狭义之分。广义的心理评估是指对各种心理和行为问题的评估，可以在医学、心理学和社会学等领域运用,主要用来评估行为、认知能力、人格特质、个体和团体的特性,帮助作出对人的判断、预测和决策;狭义的心理评估也叫临床评估,是指在临床与咨询心理领域,运用专业的心理学方法和技术对来访者的心理状况、人格特征和心理健康做出相应判断,必要时做出正确的说明,在此基础上进行全面的分析和鉴定,为心理咨询与治疗提供必要的前提和保证。考虑到社群健康助理员的职业定位,本单元的心理评估指的是广义的心理评估。

心理评估的内容包括以下方面。

(1) 行为

行为可分为言语行为和非言语行为。言语行为是指说出的话,非言语行为是指姿势、动作、面部表情和声调等言语以外的行为。

(2) 精神状态的外在表现

1) 外表。包括表情、衣着、修饰。

2) 动作。包括手势、步态、身体动作的协调、抽搐、颤抖、狞笑、咬指甲、绞扭自己的手、轻踏脚步、不自主地移动、精神动作障碍。

3) 情感。包括无表情或外观表现恐惧、生气、忧郁、得意、愤恨、焦虑。

4) 心情。指对方主观描述自己的感受,个人表现的心情是否适合当时的情境。

5) 言语和沟通。包括声调、说话速度、自发性、连贯性、咬字、言谈间隔、潜在的反应(回答前的歇息)、装腔作势、沉默。

6) 思考过程和内容。包括先入为主的偏见、关联性、妄想、人格解体、强迫思想、语言的逻辑性。

(3) 其他心理方面的评估

1) 个人动机。个体是否提出有关病情、治疗、护理或一般性的需要、要求和希望。

2) 个人能力。是否能辨别个人的长处,语言能力、自我意识、创造力、抗压能力、特殊兴趣,与他人沟通的能力,价值与信念。

2. 心理评估量表的选择和使用

心理评估量表是心理评估采用的工具之一,是对自己的主观感受和他人行为的客观观察作出分级或量化评定的量表,分为自评量表和他评量表。心理评估量表内容一般较短,条目简单,回答方式采用是或否或等级,结果分析比较简便,对评定人的要求也较低。下文介绍几款适用于社群健康助理员使用的评估量表,其他量表请读者自行在互联网上下载使用。

(1) 症状自评量表（symptom checklist 90, SCL-90）

SCL-90 是世界上最著名的心理健康测试量表之一，是当前使用最为广泛的精神障碍和心理疾病门诊检查量表，10 个因子反映 10 个方面症状：躯体化、强迫症状、人际关系敏感、抑郁、焦虑、敌对、恐怖、偏执、精神病性和其他。SCL-90 常用于调查不同职业群体的心理健康状况，进而了解心理健康水平。

(2) 焦虑自评量表（self rating anxiety scale, SAS）

SAS 提供了一种焦虑评定的标准，是用于测量焦虑状态轻重程度及其在治疗过程中变化情况的心理量表。该量表共 20 个条目，测评方法简单易行，已成为心理咨询师、心理医生、精神科医生最常用的心理测量工具之一，适用于具有焦虑症状的成年人。

(3) 抑郁自评量表（self-rating depression scale, SDS）

抑郁自评量表是一种测量抑郁的工具，包括 20 个项目，其中精神性—情感症状 2 个项目，躯体性障碍 8 个项目，精神运动性障碍 2 个项目，抑郁性心理障碍 8 个项目，每个项目由七级评分构成。该量表使用简便，可直观反映抑郁患者的主观感受，适用于具有抑郁症状的成年人。抑郁自评量表对文化程度较低或智力水平稍差的人的评定效果不佳。

(4) 凯斯勒心理困扰量表

凯斯勒心理困扰量表是一个简短的，可以用来调查人群心理健康状况的量表，该量表含有 10 个项目，内容为在过去 4 周中经历焦虑和压力水平等非特异性心理健康状况相关症状的频率。

四、生活方式评估

在世界卫生组织的报告中，影响健康的十大因素中有一半以上可以通过改变行为与生活方式避免，如吸烟、过量饮酒、超重与肥胖等。生活方式与慢性病的关系尤为密切，因此，对生活方式进行科学评估显得极为重要，评估方法包括观察、访谈、量表等。近年来，生活方式评估量表逐渐被开发，评估的要点包括体力活动、膳食、精神压力、吸烟饮酒等，表 5-1 慢性非传染性疾病危险因素调查表就是一个较为完整的生活方式评估量表，供基层卫生服务机构使用。除此之外，常用的量表还包括健康促进生活方式量表以及各机构自行开发的健康风险评估量表。

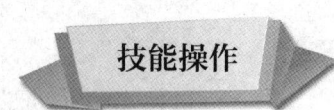

技能1 简易营养评估

简易营养评估分为5个步骤,在步骤1中需要准备皮尺、体重秤、身高测量仪,步骤2、3、4则根据临床诊断报告和患者自述进行评定。

步骤1 人体测量

(1) BMI

0=BMI<19;1=19≤BMI<21;2=21≤BMI<23;3=BMI≥23。

(2) 上臂中围(mid-arm circumference,MAC)

0=MAC<21;0.5=21≤MAC≤22;1=MAC>22。

(3) 小腿围(calf circumference,CC)

0=CC<33;1=CC≥33。

(4) 近3个月体重丢失

0=>3 kg;1=不详;2=介于1~3 kg;3=体重无丢失。

步骤2 整体评定

(1) 是否独居?

0=否;1=是。

(2) 每日是否服用超过3种药物?

0=否;1=是。

(3) 在过去的3个月内是否遭受心理应激和急性疾病?

0=否;1=是。

(4) 活动能力如何?

0=卧床;1=可下床但不能外出活动;2=可外出活动。

(5) 是否有精神/心理问题?

0=重度痴呆;1=轻度痴呆;2=无精神/心理问题。

(6) 是否有压疮或皮肤溃疡?

0=否;1=是。

步骤3 膳食评定

(1) 每日用几餐?

0=1餐；1=2餐；2=3餐。

（2）每日摄入奶类，每周食用2次或更多豆类或蛋类，每日食用肉类、鱼类或禽类。

0=0~1项；0.5=2项；1=3项。

（3）是否每日食用2次或更多水果或蔬菜？

0=否；1=是。

（4）是否在过去的3个月内因为食欲减退、消化问题、咀嚼或吞咽问题等导致摄食量减少？

0=摄食严重减少；1=摄食中度减少；2=没有变化。

（5）每日饮用几杯饮料？

0=小于3杯；0.5=3~5杯；1=多于5杯。

（6）摄食方式。

0=完全需他人帮助；1=可自行进食但稍有困难；2=可自行进食无任何困难。

步骤4　主观评定

（1）是否认为自己有营养问题？

0=重度营养不良；1=中度营养不良或不清楚；2=无营养问题。

（2）与同龄人比较，认为自己的健康状况如何？

0=不好；0.5=不清楚；1=一样好；2=更好。

步骤5　计算得分

根据上述各项评分标准计分并相加：MNA≥24，营养状况良好；17≤MNA≤23.5，存在营养不良的危险；MNA<17，确定为营养不良。

技能2　身体活动强度衡量

步骤1　填写身体活动准备问卷（PAR-Q）

（1）问卷填写

对多数人来说，身体活动一般不会引发问题或危机。PAR-Q的设计，就是用于识别少数不适宜进行身体活动或是须经医生建议确定适合活动的成人。被评定人应仔细阅读以下问题，并在题后填写"是"或"否"。

1）医生是否告诉过您患有心脏病并仅能参加医生推荐的活动？_____

2）当您进行体力活动时是否感觉胸痛？_____

3) 自上个月来,您是否在没有体力活动的时候感觉胸痛?_____
4) 您是否曾因为头晕跌倒或失去知觉?_____
5) 您是否因为体力活动变化而加重骨或关节问题?_____
6) 近来医生是否因为您血压或心脏问题开过药?_____
7) 您是否知道一些您不能进行体力活动的其他原因?_____

(2) 结果判定

如有1题以上回答"是"被评定人在运动前或参加体适能检测前,应去请教医师有关问卷上的疾病或症状。被评定人或许可以做运动,但需要循序渐进,先从事轻微的活动,再逐渐增加负荷;也可能只能从事一些较安全的身体活动。

如果所有的回答都是"否",被评定人可以开始进行运动,但要注意循序渐进,先从事适度和轻度的活动,再逐渐增加负荷或强度。也可参加体适能检测,以了解体适能状况。运动前建议先量血压,如果超过144/94 mmHg,就应请教医师的建议。如果身体不适或生病(如感冒或发烧),要延迟运动或体适能检测。

步骤2　衡量身体活动强度

身体活动强度分为绝对运动强度和相对运动强度。同一种运动的绝对运动强度是一致的,而不同生理状态个体的疲劳感等相对运动强度则可能存在较大差异。

(1) 绝对运动强度的衡量

常用绝对运动强度衡量指标为代谢当量(metabolic equivalent,MET),是指相对于安静休息时运动的能量代谢水平。1 MET 相当于每公斤体重每分钟消耗 3.5 mL 的氧或每公斤体重每分钟消耗 1.05 kcal(4.4 kJ)能量的活动强度。

身体活动按代谢当量不同可以分为:>6 MET 为高强度活动;3~5.9 MET 为中等强度活动;1.6~2.9 MET 为低强度活动;1.0~1.5 MET 为静态行为活动。

一次具体身体活动的活动量(MET·min)等于该活动强度(MET)与持续时间(min)的乘积。一定时间内的活动量可以累积,不同类型身体活动的活动量也可以相加。如果一个人进行 4 MET 的身体活动 30 min,其身体活动总量:4×30 = 120 MET·min。

(2) 相对运动强度的衡量

相对运动强度的衡量采用最大心率百分比法。运动中的心率可以通过颈动脉或四肢动脉触摸直接测量,测量时间可以为 10 s;更方便的方法是采用有线和无线仪器设备监测心率。

技能3 心理状况评估

施测时间建议为 15~30 min，评定时间通常为一周。

步骤1 填写 SCL-90（见表5-3）

表 5-3 SCL-90

编号_____ 姓名_____ 性别_____ 年龄_____ 测验日期_____

指导语：以下列出了有些人可能会遇到的问题，请仔细地阅读每一条，然后根据最近一星期以内下述情况影响您的实际感觉，在每个问题后选择该题的程度得分。其中，"没有"选1，"很轻"选2，"中等"选3，"偏重"选4，"严重"选5。

题目	选择
1. 头痛	1-2-3-4-5
2. 神经过敏，心中不踏实	1-2-3-4-5
3. 头脑中有不必要的想法或字句盘旋	1-2-3-4-5
4. 头昏或昏倒	1-2-3-4-5
5. 对异性的兴趣减退	1-2-3-4-5
6. 对旁人责备求全	1-2-3-4-5
7. 感到别人能控制自己的思想	1-2-3-4-5
8. 责怪别人制造麻烦	1-2-3-4-5
9. 忘性大	1-2-3-4-5
10. 担心自己的衣饰不整齐及仪态不端正	1-2-3-4-5
11. 容易烦恼和激动	1-2-3-4-5
12. 胸痛	1-2-3-4-5
13. 害怕空旷的场所或街道	1-2-3-4-5
14. 感到自己的精力下降，活动减慢	1-2-3-4-5
15. 想结束自己的生命	1-2-3-4-5
16. 听到旁人听不到的声音	1-2-3-4-5
17. 发抖	1-2-3-4-5
18. 感到大多数人都不可信任	1-2-3-4-5
19. 胃口不好	1-2-3-4-5
20. 容易哭泣	1-2-3-4-5
21. 同异性相处时感到害羞和不自在	1-2-3-4-5

续表

题目	选择
22. 感到受骗、中了圈套或有人想抓住自己	1-2-3-4-5
23. 无缘无故地突然感到害怕	1-2-3-4-5
24. 自己不能控制地大发脾气	1-2-3-4-5
25. 害怕单独出门	1-2-3-4-5
26. 经常责怪自己	1-2-3-4-5
27. 腰痛	1-2-3-4-5
28. 感到难以完成任务	1-2-3-4-5
29. 感到孤独	1-2-3-4-5
30. 感到苦闷	1-2-3-4-5
31. 过分担忧	1-2-3-4-5
32. 对事物不感兴趣	1-2-3-4-5
33. 感到害怕	1-2-3-4-5
34. 感情容易受到伤害	1-2-3-4-5
35. 感到旁人能知道自己私下的想法	1-2-3-4-5
36. 感到别人不理解自己、不同情自己	1-2-3-4-5
37. 感到别人对自己不友好，不喜欢自己	1-2-3-4-5
38. 做事必须做得很慢以保证做得正确	1-2-3-4-5
39. 心跳得很厉害	1-2-3-4-5
40. 恶心或胃部不舒服	1-2-3-4-5
41. 感到比不上他人	1-2-3-4-5
42. 肌肉酸痛	1-2-3-4-5
43. 感到有人在监视自己、谈论自己	1-2-3-4-5
44. 难以入睡	1-2-3-4-5
45. 做事必须反复检查	1-2-3-4-5
46. 难以做出决定	1-2-3-4-5
47. 怕乘电车、公共汽车、地铁或火车等公共交通工具	1-2-3-4-5
48. 呼吸有困难	1-2-3-4-5
49. 一阵阵发冷或发热	1-2-3-4-5
50. 因为感到害怕而避开某些东西、场合或活动	1-2-3-4-5
51. 大脑变空了	1-2-3-4-5
52. 身体发麻或刺痛	1-2-3-4-5

续表

题目	选择
53. 喉咙有梗塞感	1-2-3-4-5
54. 感到前途没有希望	1-2-3-4-5
55. 不能集中注意力	1-2-3-4-5
56. 感到身体的某一部分软弱无力	1-2-3-4-5
57. 感到紧张或容易紧张	1-2-3-4-5
58. 感到手或脚发重	1-2-3-4-5
59. 想到死亡的事	1-2-3-4-5
60. 吃得太多	1-2-3-4-5
61. 当别人看着自己或谈论自己时感到不自在	1-2-3-4-5
62. 有一些不属于自己的想法	1-2-3-4-5
63. 有想打人或伤害他人的冲动	1-2-3-4-5
64. 醒得太早	1-2-3-4-5
65. 必须反复洗手、点数目或触摸某些东西	1-2-3-4-5
66. 睡得不稳不深	1-2-3-4-5
67. 有想摔坏或破坏东西的冲动	1-2-3-4-5
68. 有一些别人没有的想法或念头	1-2-3-4-5
69. 感到对别人神经过敏	1-2-3-4-5
70. 在商店或电影院等人多的地方感到不自在	1-2-3-4-5
71. 感到做任何事情都很困难	1-2-3-4-5
72. 感到一阵阵恐惧或惊恐	1-2-3-4-5
73. 感到在公共场合吃东西很不舒服	1-2-3-4-5
74. 经常与人争论	1-2-3-4-5
75. 单独一个人时神经很紧张	1-2-3-4-5
76. 感到别人对自己的成绩没有给出恰当的评价	1-2-3-4-5
77. 即使和别人在一起也会感到孤单	1-2-3-4-5
78. 感到坐立不安、心神不定	1-2-3-4-5
79. 感到自己没有什么价值	1-2-3-4-5
80. 感到熟悉的东西变得陌生或不像是真的	1-2-3-4-5
81. 大叫或摔东西	1-2-3-4-5
82. 害怕会在公共场合昏倒	1-2-3-4-5
83. 感到别人想占自己的便宜	1-2-3-4-5

续表

题目	选择
84. 为一些有关性的想法感到苦恼	1-2-3-4-5
85. 认为应该因为自己的过错而受到惩罚	1-2-3-4-5
86. 感到要很快把事情做完	1-2-3-4-5
87. 感到自己的身体有严重问题	1-2-3-4-5
88. 从未感到自己和其他人很亲近	1-2-3-4-5
89. 感到自己有罪	1-2-3-4-5
90. 感到自己的脑子有毛病	1-2-3-4-5

步骤2　量表结果解读

（1）因子定义

SCL-90共有10个因子，每个因子反映被试者某方面的情况，可通过因子得分了解被试者的症状分布特点以及问题的具体演变过程。下面是10个因子的定义。

1）躯体化。该因子主要反映主观的身体不适感，包括心血管、胃肠道、呼吸系统不适，头痛、背痛、肌肉酸痛，以及焦虑等其他躯体表现。

2）强迫症状。该因子主要是指明知没有必要，但又无法摆脱的无意义的思想、冲动、行为等表现，还有一些一般的感知障碍（如脑子变空、记忆力不行等）也反映在这一因子中。

3）人际关系敏感。该因子主要反映某些个人的不自在感与自卑感，尤其是在与其他人相比较时更为突出。自卑、懊丧以及人际关系处理不好的人，往往这一因子得高分。

4）抑郁。该因子反映的是与临床上的抑郁症状群相联系的广泛的概念。忧郁苦闷的感情和心境是代表性症状，它还以对生活的兴趣减退、缺乏活动的愿望、丧失活动力等为特征，包括失望、悲叹、与抑郁相联系的其他感知及躯体方面的感受。

5）焦虑。该因子包括一些临床上明显与焦虑症状相联系的症状与体验。一般是指无法静息、神经过敏、紧张以及由此产生的躯体征状（如震颤）。游离不定的焦虑及惊恐发作是本因子的主要内容，还包括一个反映解体感受的项目。

6）敌对。该因子主要从三个方面反映病人的敌对表现、思想、感情及行为，包括从厌烦、摔物、争论直至争斗和不可抑制的冲动暴发等。

7）恐怖。该因子与传统的恐怖状态所反映的内容基本一致，恐惧的对象包括出门旅行、空旷场地、人群、公共场合及交通工具。此外还有反映社交恐怖的项目。

8）偏执。偏执是一个十分复杂的概念，该因子只是包括了它的一些基本内容，主要是指思维方面，如投射性思维、敌对、猜疑、妄想、被动体验和夸大等。

9）精神病性。该因子包括幻想、思维播散、被控制感、思维被插入等反映精神病性症状的项目。

10）其他。该因子反映睡眠及饮食情况。

（2）评分规则

若选1计1分，选2计2分，选3计3分，选4计4分，选5计5分。将各因子F1（躯体化）、F2（强迫症状）、F3（人际关系敏感）、F4（抑郁）、F5（焦虑）、F6（敌对）、F7（恐怖）、F8（偏执）、F9（精神病性）、F10（其他）包含的项目得分分别累计相加，即可得到各个因子的累计得分；将各个因子的累计得分除以其相应的项目数，即可得到各个因子的因子分数——T分数。例如，若躯体化一项累计得分为12，项目数为12，则因子分数为1。测验答卷得分换算见表5-4。

表5-4　SCL-90测验答卷得分换算表

因子	所属因子的项目编号	累计得分（S）	T分数（S/项目数）
F1	1，4，12，27，40，42，48，49，52，53，56，58		
F2	3，9，10，28，38，45，46，51，55，65		
F3	6，21，34，36，37，41，61，69，73		
F4	5，14，15，20，22，26，29，30，31，32，54，71，79		
F5	2，17，23，33，39，57，72，78，80，86		
F6	11，24，63，67，74，81		
F7	13，25，47，50，70，75，82		
F8	8，18，43，68，76，83		
F9	7，16，35，62，77，84，85，87，88，90		
F10	19，44，59，60，64，66，89		
	合计		

SCL-90 主要提供以下分析指标：

1）总分和总均分：总分是 90 个项目得分之和，最低分为 90 分，最高分为 450 分。总均分=总分÷90，表示被试者的自我感觉介于哪一个得分范围。

2）阴性项目数：单项分为 1 的项目数，表示被试者"无症状"的项目有多少。

3）阳性项目数：单项分大于 2 的项目数，表示被试者在多少项目中呈现"有症状"。

4）阳性项目均分："有症状"项目的平均得分，可以反映被试者自我感觉不佳的程度。

（3）结果解释

SCL-90 测试结果可以从许多角度进行解释。既可从整个量表（90 个题目）中的阳性症状广度和总因子分数出发，宏观评定被试者心理障碍的大体情况；又可从统计原理出发，对被试者某一因子得分偏离常模团体均数的程度加以评价。

培训项目 2 职业健康促进

培训单元 1　职业卫生档案

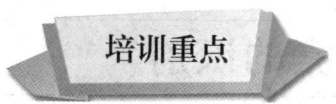

1. 了解职业卫生档案建立的规则和要点。
2. 能建立健全职业卫生档案。

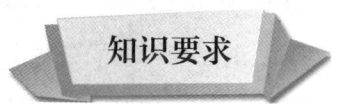

一、需要建立职业卫生档案的机构

职业卫生档案是职业病防治过程的真实记录和反映,也是卫生行政执法的重要参考依据。根据《职业病防治法》规定,用人单位都应当建立职业卫生档案,并指定专(兼)职人员负责。

二、职业卫生档案建立的规则和要点

1. 用人单位应按照职业病防治相关法律法规的要求建立职业卫生档案,由职业卫生监督管理部门综合管理,制定借阅登记等管理制度并设专人管理。用人单位为总公司或集团公司的,公司总部的职业卫生档案可适当简化,但其下属用人单位必须按要求设立职业卫生档案。

2. 职业卫生档案由一个汇总档案和十二个分档案组成，汇总档案和十二个分档案应分别使用统一的档案盒分类保存，档案盒应注明档案名称。

3. 职业卫生档案是职业卫生监督管理和监察执法的重要依据，应永久保存，妥善保管。当管理人员发生变化时，要做好交接工作。

4. 职业卫生档案涉及职工个人隐私和单位的保密信息，应做好保密工作。

5. 若用人单位涉及项目及人员较多，可参照样表增加表格予以补充。

6. 职业卫生档案式样可根据工作实际做适当调整，但所涉及的主要内容不能缺少，汇总档案和十二个分档案的设置也不能减少。

7. 用人单位发生分立、合并、解散、破产等情形的，职业卫生档案应按照国家档案管理的有关规定移交保管。

培训单元2　职业病危害因素的识别

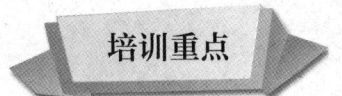

1. 了解职业病危害因素的定义。
2. 掌握常见职业病危险因素的识别要点。
3. 能识别工作场所中常见的职业病危害因素并建立档案。

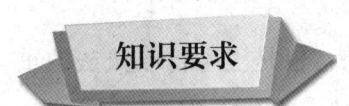

一、职业病危害因素的定义

职业病危害因素是生产工作过程及其环境中产生和（或）存在的，对职业人群的健康、安全和作业能力可能造成不良影响的一切要素或条件的总称。

二、常见职业病危害因素的识别与分类

为贯彻落实《职业病防治法》，切实保障劳动者健康权益，根据职业病防治工

作需要,原国家卫生计生委、安全监管总局、人力资源社会保障部和全国总工会联合组织对《职业病危害因素分类目录》进行了修订,将职业病危害因素分为:粉尘类、化学因素类、物理因素类、放射因素类、生物因素类和其他因素类。

其中,粉尘类和化学因素类是指生产中接触到的原料、中间产品、成品以及生产过程中的废气、废水、废渣等可对健康产生危害的活性因素;物理因素类是生产环境的构成要素;生物因素类是指生产原料和作业环境中存在的致病微生物或寄生虫,如医务工作者接触的传染性病原。

三、职业病危害因素清单、岗位分布及人员接触情况表的建立和填写

根据《职业病危害因素分类目录》分类进行填写,将每类职业病危害因素涉及的部门、岗位名称、岗位工作人员姓名及性别列出,并具体说明每个人接触的危害因素名称及时间。

1. 本表记录用人单位职业病危害因素清单、岗位分布及人员接触情况,每年1月份填写,内容为上年度数据(见表5-5)。

表5-5 职业病危害因素清单、岗位分布及人员接触情况表

部门/车间	岗位名称	序号	姓名	性别	粉尘名称及接触时间	化学毒物名称及接触时间	物理因素名称及接触时间	其他危害因素名称及接触时间
		1						
		2						
		3						
		…						
合计	岗位数:	人数:	—	—	种类数:人数:	种类数:人数:	种类数:人数:	种类数:人数:
		1						
		2						
		3						
		…						
合计	岗位数:	人数:	—	—	种类数:人数:	种类数:人数:	种类数:人数:	种类数:人数:
总计	岗位数:	总人数:			种类数:人数:	种类数:人数:	种类数:人数:	种类数:人数:

2. 接触时间以小时计，可在危害因素种类后以括号内的数字表示，如矽尘（6）。

3. 合计是指一个部门或车间的汇总情况，总计是指用人单位的汇总情况。

4. 其他危害因素是指放射因素类、生物因素类等。

5. 岗位人员发生变动时，应及时将变动情况填入人员变动表。

 相关链接

职业性慢性阻塞性肺疾病的诊断与预防

2005 年，国际劳工组织将由已认知的与工作程序相关的致敏因素和刺激物所致的上呼吸道功能紊乱而导致的职业性慢性阻塞性肺疾病（简称慢阻肺），列入推荐的职业病目录中。国家职业卫生标准《职业性刺激性化学物致慢性阻塞性肺疾病的诊断》（GBZ/T 237—2011）于 2011 年 10 月 1 日开始实施。下面介绍职业性慢阻肺危险因素的发现、诊断与预防。

1. 职业性慢阻肺的致病原因

（1）吸入生产性粉尘

接触粉尘较多的工人，其肺功能受损甚至超过吸烟者。吸入烟尘、刺激性气体、某些颗粒性物质、棉尘和其他有机粉尘等，均可促使慢阻肺的发病。

（2）接触职业性刺激性化学物

刺激性化学物是指由于自身特性，小剂量即可对生物体黏膜、皮肤产生刺激毒性的化学物。每一种刺激性化学物对不同的生物体有不同的刺激阈值（能够引起生物体刺激反应的最低剂量），超过刺激阈值即可引起咽部不适、咳嗽、流泪等刺激症状，长期或反复暴露于超过刺激阈值的工作环境中，可致呼吸系统慢性炎症。

刺激性化学物质在生产过程中，以原料、成品、半成品、中间体、反应副产物和杂质等形式存在，在工人操作时可经呼吸道进入人体而对健康产生危害。常见的引起职业性慢阻肺的刺激性化学物有氯气、二氧化硫、氮氧化合物、氨、甲醛、光气、一甲胺、五氧化二磷等。

2. 慢阻肺的临床表现

慢阻肺患者主要有长期咳嗽、咳痰、呼吸困难3大症状。其中长期咳嗽是指除了导致慢性咳嗽的其他已知原因（如结核、肿瘤、支气管哮喘、支气管扩张等）外，每年咳嗽、咳痰或喘息3个月以上，并反复发作连续2年以上。

（1）咳嗽

通常为首发症状，初起咳嗽呈间歇性，早晨较重，以后早晚或整日均有咳嗽，而夜间咳嗽并不严重。少数病例咳嗽不伴咳痰，也有部分病例有各种明显气流受限但无咳嗽症状。

（2）咳痰

咳嗽后通常咳出少量黏液性痰，一般为白色黏液或泡沫样痰，偶可带血丝。急性发作期痰量增多，可有脓性痰。部分患者在清晨咳痰较多。

（3）气短或呼吸困难

这是慢阻肺的标志性症状，早期症状在患者劳累时出现，以后逐渐加重，以致在日常活动甚至休息时也会感到气短。

（4）喘息和胸闷

这种症状不是慢阻肺的特异症状，部分患者，特别是重症患者有喘息，胸部有紧闷感，通常于劳累后发生。

（5）全身性症状

慢阻肺的较重症患者可能会发生全身性症状，如体重下降、食欲减退、外周肌肉萎缩和功能障碍、精神抑郁和（或）焦虑等；合并感染时可发生咳血痰或咯血等症状。

3. 慢阻肺的诊断

职业性慢阻肺除病因特殊外，临床表现无任何特异性，也没有特殊的鉴别诊断指标，须靠综合分析职业史来诊断。

（1）诊断原则

根据长期刺激性化学物高风险职业接触史、相应的呼吸系统损害的临床表现和实验室检查结果以及发病、病程与职业暴露的关系，结合工作场所动态职业卫生学调查、有害因素监测资料、上岗前的健康检查和系统的职业健康监护资料综合分析，排除其他非职业因素的影响，方可作出诊断。

（2）必备条件

必须同时具备以下 8 项条件，方可诊断为职业性慢阻肺。

1）有长期刺激性化学物高风险职业接触史。

2）上岗前职业健康检查没有慢性呼吸系统健康损害的临床表现。

3）发病早期症状的发生、消长与工作中接触刺激性化学物密切相关。

4）慢性咳嗽、咳痰，伴进行性劳力性气短或呼吸困难，肺部听诊双肺呼吸音明显增粗，肺气肿时呼吸音减低，可闻及干、湿性啰音。

5）X 线胸片可显示双肺纹理明显增多、增粗、紊乱，延伸外带，可见肺气肿征象。

6）除已知原因外的慢性咳嗽及心肺疾患。

7）无明确长期吸烟史（吸烟 5 年以上）。

8）肺功能出现不可逆的阻塞性通气功能障碍。

4. 治疗原则与预防措施

慢阻肺目前尚不可治愈，治疗只能减缓病情发展，但该病是可以预防的。

（1）治疗原则

患者应尽早脱离有刺激性气体、烟、雾等的工作环境，避免接触环境中的刺激性化学物；急性加重期应进行消炎治疗并积极处置；对于并发症，在病情稳定期以对症、支持治疗为主，以减轻症状、阻止病情发展、缓解或阻止肺功能下降。

（2）主要预防措施

1）排除和控制生产环境中的毒物。用无毒或低毒物质代替毒性大的物质，限制原材料中有毒物质含量；改革工艺过程，尽量采用自动化、机械化和密闭化生产工艺；定时检修机器设备，防止跑、冒、滴、漏；加强作业场所通风换气（使用局部抽出式机械通风系统），使作业环境刺激性化学物浓度达到国家标准要求。

2) 隔离操作，减少接触。隔离操作就是把工人操作地点与生产设备隔离开。可把生产设备放在隔离室内，用排风使隔离室保持负压状态；也可把工人操作地点设在隔离室内，用送风使隔离室处于正压状态，从而使工人与刺激性化学物隔离开。

3) 宣传教育与培训。对从事或将要从事接触刺激性化学物的劳动者，要进行上岗前培训及在岗期间定期培训，使他们了解工作中可能接触到的刺激性化学物的种类、性质、对人体的危害、国家规定的接触限值，掌握防护设备和个人防护用品的使用及维护规程等，以增强劳动者的自我保护意识，在工作中严格按操作规程作业。

4) 职业健康监护。对接触刺激性化学物的工人要进行上岗前、在岗期间及离岗时的职业健康体检。

5) 戒烟并注意个人防护，预防呼吸道感染。烟草中所含的化学物质可损伤呼吸道上皮细胞，使呼吸道净化能力下降、支气管黏膜充血水肿并积聚黏液，易继发感染。吸烟者慢性支气管炎患病率比不吸烟者高 2~8 倍，烟龄越长、吸烟量越大，慢阻肺患病率越高。因此，预防慢阻肺必须戒烟，并减少被动吸烟。

6) 积极治疗呼吸道感染，增强体质。长期、反复感染可破坏呼吸道正常的防御功能，日常生活要远离空气质量差的人群密集场所，保证摄入营养结构合理的膳食，加强体育锻炼，提高机体免疫力。

颈椎病的预防和治疗

随着经济社会的发展，从事长期伏案工作的职业人员数量持续增长，颈椎病成为常见职业病。由于伏案办公过程中颈椎长期得不到运动，肌肉不能够得到锻炼，背部肌肉因为长期的固定动作而发僵发硬，进而引发颈椎病。但是，现行《职业病分类和目录》尚未将颈椎病纳入职业病目录。明确区分职业因素导致的颈椎病和非职业因素导致的颈椎病，明确界定导致颈椎病的职业范围和职业环境，将职业因素导致的颈椎病纳入职业病范畴等提议已被专家多次提出。

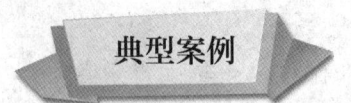

颈椎病的预防和治疗

一、情景描述

小李，35岁，某IT公司工程师，工作内容主要是编程，需要长期操作电脑，经常加班，长期久坐，很少进行运动锻炼。近期，小李有时突然感觉到头晕，看东西有些模糊，手指头麻木，肩膀酸痛感明显。去医院就诊，医生对其生活方式和工作状态进行判断并开展了一系列的检查诊断，认为其患有颈椎病。下面对与职业有关的颈椎病病因和干预方法进行分析。

二、案例分析

1. 与职业有关的颈椎病病因

（1）长期久坐办公、低头办公

小李和现在很多上班族一样，经常坐在办公室，并且需要低头操作电脑，工作繁忙的时候甚至要加班到深夜。长期低头办公会导致颈椎变形，再加上经常熬夜和缺乏锻炼，会因为无法得到有效休息而导致颈椎变形越来越严重。

（2）低头工作缺乏活动

小李一忙于工作就忘了活动颈部，导致颈椎僵硬，从而引起颈椎病。一般情况下，缓解颈椎病是需要多进行扭头、抬头等放松颈椎周边肌肉和神经疲劳的活动，所以要保证多活动颈部。

2. 与职业有关的颈椎病症状

（1）眩晕和头痛

眩晕和头痛是颈椎病的症状之一，其原因是颈椎变形压迫神经与血管，导致脑部供氧不足。小李经常低头办公、玩手机，因此导致颈椎变形，压迫神经与血管。

（2）视觉问题

颈椎变形会压迫内部神经和血管，引起视觉神经问题。小李出现了视物模糊的症状，就是颈椎变形引起的视觉神经问题。

（3）肢体酸痛、麻木

颈椎病最常见的症状是手臂和手指麻木。一般患者会感觉到肩膀酸痛，像干了一天活一样劳累，并会感到手指麻木，这种情况是由于供血不足引发的，用手按摩会有好转，但如果受凉症状会加重。

3. 处理建议

（1）抓紧治疗，避免延误病情

一旦确诊颈椎病，就需要按医嘱规范治疗，生活方面应注意同时做一些物理康复训练，提高康复的可能性。

（2）生活方式调整

既然小李长期伏案的工作状态很难改变，就更要在下班之后注意保护自己的颈椎，如常做颈椎操，睡觉时不枕过高的枕头等。

培训单元3　职业病危害因素的监测及上报

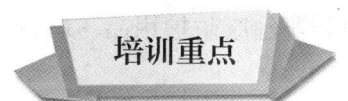

能监测并上报不符合国家职业卫生标准和卫生要求的职业病危害因素。

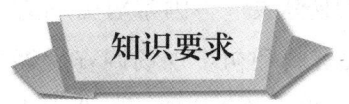

一、工作场所职业病危害因素监测系统简介

为做好工作场所职业病危害因素监测数据报送和统计分析工作，国家卫生健康委员会职业健康司于2019年正式上线运行"工作场所职业病危害因素监测系统"，该系统利用互联网技术，能迅速收集分析健康因素相关信息，及时发现危害健康和影响生命的因素，对职业卫生重大公共卫生事件、各类急慢性职业病以及各种化学农药中毒实施网络直报，是职业病监管的重要手段。

二、职业病危害因素监测的实施

职业病危害因素监测是职业病控制和职业健康促进中的关键环节，具有较强专业性，各环节由职业卫生机构组织实施。社群健康助理员应了解流程，在有需要时能设计、实施监测方案，并能对数据进行整理、分析与保存。

1. 监测方案的设计

（1）职业病危害因素预评价

职业病危害因素预评价，旨在论证阶段对项目可能产生的职业病危害因素、防护措施和处理办法进行预评价。评价方案一般包括概述，编制依据，评价方法、范围及内容，组织计划4个部分。

（2）职业病危害因素控制效果评价

职业病危害因素控制效果评价是指项目在竣工验收之前，对工作场所职业健康危害因素、危害程度、防护措施和效果、健康影响等进行综合评价。评价方案包括概述，编制依据，评价方法、范围及内容，建设项目概况及试运行情况，职业卫生调查内容，职业卫生检测方案，组织计划7个部分，其中，职业卫生调查内容尤为重要。

职业卫生调查，是在分析预评价报告和建设项目有关资料的基础上，确定职业病危害因素的分布、职业健康防护措施、个人使用的职业健康防护用品、职业卫生管理措施及职业健康危害关键控制点等调查内容。

（3）职业病危害因素现状评价

职业病危害因素现状评价是对用人单位工作场所职业健康危害及其接触水平、职业健康防护措施及其他职业健康防护措施与效果、职业健康危害因素对劳动者的健康影响情况等进行的综合评价，应在充分研读有关资料和初步现场调查后编制，主要包括概述，编制依据，评价方法、范围和内容，用人单位概况，职业卫生调查内容，职业卫生检测方案，组织计划7个部分。

其中，职业卫生检测方案包括三部分：第一部分，确定职业健康危害因素检测的范围、项目、方法、地点、采样对象和样品数量等；第二部分，确定所需检测的职业健康防护措施及其检测的项目、方法等；第三部分，确定建筑卫生学检测的方法、仪器、条件、频次、检测地点等。

2. 监测方案的实施

鉴于预评价、控制效果评价及现状评价的流程略有不同，下面以职业病危害因素现状评价为例，介绍工作流程，如图5-1所示。

3. 数据的整理、分析与保存

首先，应对数据进行加工整理，使之系统化、条理化，以符合分析的需要。然

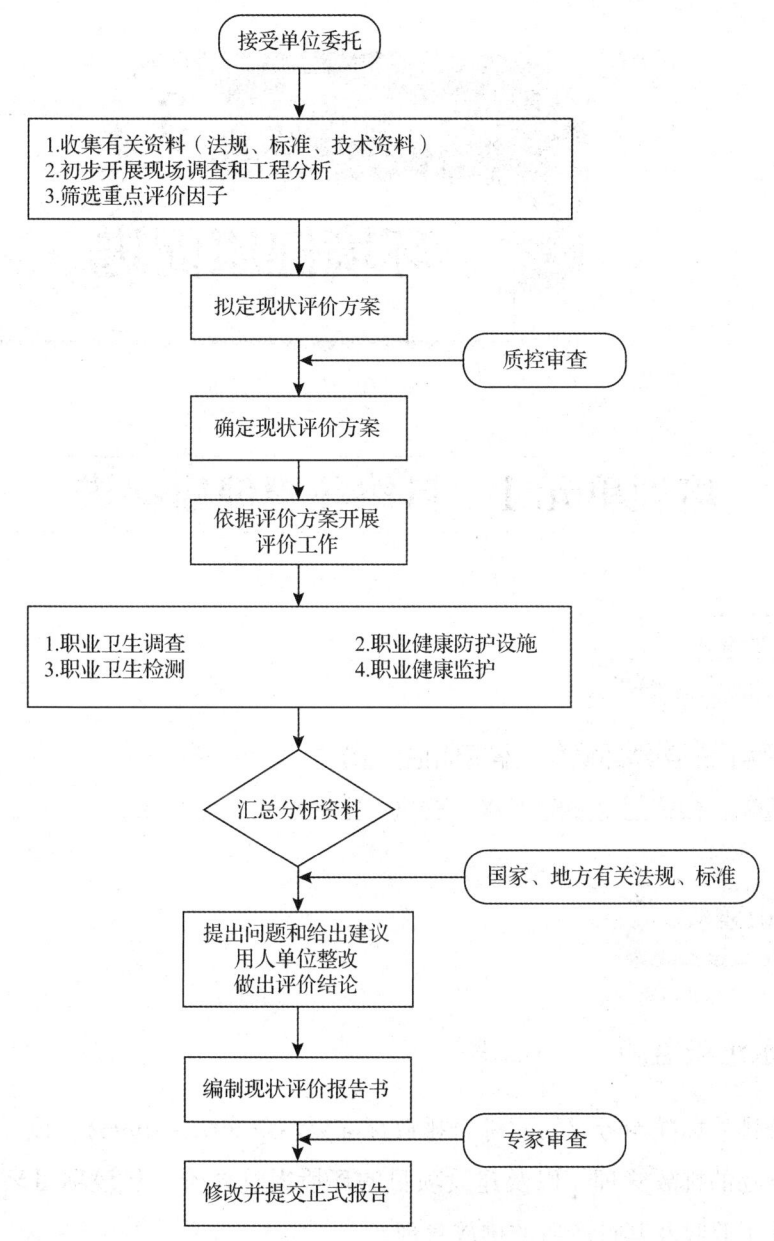

图 5-1 职业病危害因素现状评价流程图

后，对数据进行分析，分析的重要环节是计算职业健康危害因素的职业接触限值，并依据相应的国家标准进行判断，待数据分析完毕后，将结果以统计表和统计图的形式表现出来。最后，对数据进行妥善保存，包括原始数据、整理分析后的数据、统计分析结果等。

培训项目 3 环境健康促进

培训单元 1　自然环境健康促进

培训重点

1. 了解常见的自然环境危害信息和监测阈值。
2. 能监测、预警日常接触的水、空气、土壤污染危害信息。

知识要求

一、水污染监测

水污染排放标准参考《污水综合排放标准》(GB 8978—1996),该标准适用于单位水污染物的排放管理,以及建设项目的环境影响评价、建设项目环境保护设施设计、竣工验收及其投产后的排放管理。

生活饮用水卫生标准包括两部分:法定量的限值,是指为保证生活饮用水中各种有害因素不影响人群健康和生活质量的法定量的限值;法定的行为规范,是指为保证生活饮用水各项指标达到法定量的限值,对集中式供水单位的各个生产环节提出的法定行为规范。饮用水卫生标准的监测指标很多,在此不一一介绍,具体参见《生活饮用水卫生标准》(GB 5749—2022)。

二、空气污染监测

我国环境空气质量标准将污染物项目分为一般项目和特殊项目,根据国家重金属污染防治的有关要求,还增加了重金属推荐项目,供地方制定空气质量标准时参考。

1. 一般项目

(1) SO_2、NO_2、CO、PM_{10} 和 O_3

煤炭是我国的主要能源,再加上我国机动车保有量持续增加,煤烟型污染和机动车尾气污染的特征污染物 SO_2、NO_2、CO、PM_{10} 以及光化学反应产生的二次污染物 O_3 是我国主要的空气污染物。

(2) $PM_{2.5}$

由于 $PM_{2.5}$ 与人体健康和能见度密切相关,已成为发达国家和地区普遍控制的污染物项目,也是我国环境空气质量的重点监测内容之一。

2. 特殊项目

特殊项目是指具有区域或地区污染特征,应当在特定区域实施的污染物监测项目。如总悬浮颗粒物污染较重的地区主要集中在新疆、青海、宁夏、甘肃、内蒙古等地区;铅污染主要来自有色金属冶炼、铅酸蓄电池等固定排放源;苯并芘主要来源于煤炭、石油、生物物质等燃烧源;氮氧化合物(NO_x)在我国部分区域的污染比较显著等。各项污染物的浓度限值参见《环境空气质量标准》(GB 3095—2012)。

三、土壤污染监测

为贯彻《中华人民共和国环境保护法》,保护土壤环境质量,管控土壤污染风险,生态环境部与国家市场监督管理总局联合发布了《土壤环境质量 农用地土壤污染风险管控标准(试行)》(GB 15618—2018)、《土壤环境质量 建设用地土壤污染风险管控标准(试行)》(GB 36600—2018)两项标准。

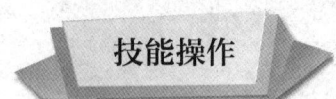

空气质量预报信息发布系统的查阅

步骤1　空气质量预报信息发布系统说明

城市发布内容包括空气质量指数范围、空气质量等级、首要污染物等预报信息，转发当地政府发布的预警信息，并根据能力建设进展发布空气质量形式预报等更多精细化城市预报内容。省（自治区）和区域发布内容包括辖区省域空气质量形势预报信息，转发当地政府发布的预警信息，并根据能力建设进展发布区域空气质量形势图等更多其他详细的预报信息。

根据《环境空气质量指数（AQI）技术规定（试行）》（HJ 633—2012）的要求，空气质量预报信息发布系统所发布的日数据仅为当天参考值，用于向公众提供健康指引，不直接用于空气质量达标状况的评价。

步骤2　空气质量预报信息解读

（1）空气质量指数的含义

空气质量指数（air quality index，AQI）是将《环境空气质量标准》（GB 3095—2012）中规定的 6 项污染物（SO_2、NO_2、$PM_{2.5}$、PM_{10}、CO、O_3）的浓度依据适当的分级浓度限值计算得到的简单的无量纲指数，可以直观、简明、定量地描述环境空气质量状况。将空气质量指数按照 0~50、51~100、101~150、151~200、201~300、>300，划分为一至六个等级，分别用绿、黄、橙、红、紫、褐红色表示，如图5-2所示。

（2）首要污染物的含义

在 AQI 大于 50 时，空气质量分指数最大的污染物为首要污染物。

（3）空气质量预警的含义

当空气污染物浓度或 AQI 达到预警级别时，由环境管理部门向公众和相关部门发出警报，以便提醒公众采取适当的防护措施、相关部门采取必要的应对措施，从而保证人民群众的身体健康。

步骤3　AQI 解读

（1）空气质量指数为 0~50，空气质量级别为一级，空气质量状况属于优。此

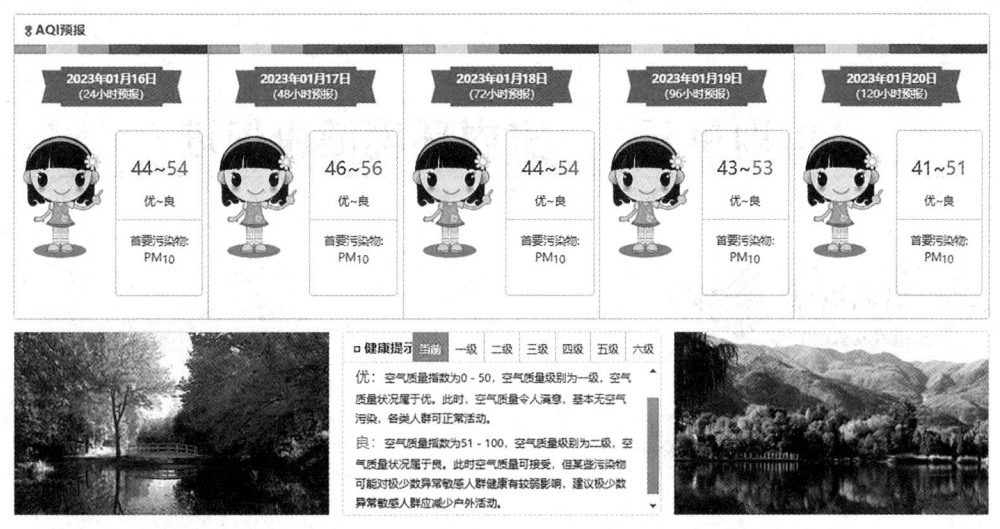

图 5-2　空气质量预报信息发布系统某城市 AQI 预报

时，空气质量令人满意，基本无空气污染，各类人群均可正常活动。

（2）空气质量指数为 51~100，空气质量级别为二级，空气质量状况属于良。此时空气质量可接受，但某些污染物可能对极少数异常敏感人群健康有较弱影响，建议这类人群减少户外活动。

（3）空气质量指数为 101~150，空气质量级别为三级，空气质量状况属于轻度污染。此时，易感人群症状有轻度加剧，健康人群出现刺激症状。建议儿童、老年人及心脏病、呼吸系统疾病患者减少长时间、高强度的户外锻炼。

（4）空气质量指数为 151~200，空气质量级别为四级，空气质量状况属于中度污染。此时，易感人群症状进一步加剧，可能对健康人群心脏、呼吸系统有影响，建议某些疾病患者避免长时间、高强度的户外锻炼，一般人群适量减少户外运动。

（5）空气质量指数为 201~300，空气质量级别为五级，空气质量状况属于重度污染。此时，心脏病和肺病患者症状显著加剧，运动耐受力降低，健康人群普遍出现症状，建议儿童、老年人和心脏病、肺病患者应停留在室内，停止户外运动，一般人群减少户外运动。

（6）空气质量指数大于 300，空气质量级别为六级，空气质量状况属于严重污染。此时，健康人群运动耐受力降低，有明显且强烈的症状，提前出现某些疾病，建议儿童、老年人和病人应当留在室内，避免体力消耗，一般人群应避免户外活动。

培训单元2　室内环境健康促进

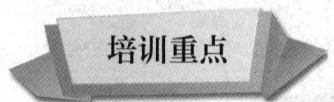

1. 了解室内污染来源。
2. 能监测室内环境污染物。

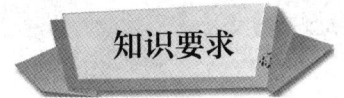

一、室内污染定义

室内污染是指有害的化学性因子、物理性因子和（或）生物性因子进入室内空气中，并已达到对人体身心健康产生直接或间接、近期或远期、直观或潜在的有害影响的状况。

二、室内污染来源

1. 室内燃烧或加热

主要是指各种燃料的燃烧以及烹调时食油和食物被加热后的产物，主要包括二氧化硫、氮氧化物、一氧化碳、二氧化碳、烃类及悬浮性颗粒物等。

2. 室内活动

人体排出的大量代谢废物以及谈话时喷出的飞沫等，同样是室内空气污染的主要来源。吸烟也是重要的室内有害物质来源。室内活动污染物主要包括：

（1）内原性化合物，如二氧化碳、水蒸气、氨类化合物等，这类化合物是由人们呼吸时排出的。

（2）外来物或外来物在体内代谢后的产物。

（3）呼吸道传染病患者和带菌（毒）者排出的病原体。

（4）家养宠物活动产生的污染物。

（5）室内污染还包括室内噪声污染，主要来源是人类活动发出的噪声，由固体传播的噪声污染一般更为严重。

3. 室内建筑材料

室内建筑材料是造成室内空气污染的主要来源。油漆、涂料、胶合板、刨花板、泡沫填充材料、塑料贴面等均含甲醛、苯、甲苯、乙醇、三氯甲烷等挥发性有机物；砖块、石板等会导致室内氡气浓度明显增高。

三、室内环境污染物的监测

民用建筑工程竣工验收时，必须进行室内环境污染物浓度检测，遵照《民用建筑工程室内环境污染控制标准》（GB 50325—2020）实施。民用建筑工程根据控制室内环境污染的不同要求，划分为Ⅰ类民用建筑（住宅、居住功能公寓、医院病房、老年人照料房屋设施、幼儿园、学校教室、学生宿舍等）和Ⅱ类民用建筑（办公楼、商店、旅馆、文化娱乐场所、书店、图书馆、展览馆、体育馆、公共交通等候室、餐厅等）。

四、室内污染治理技术

1. 物理净化

物理净化一般采用通风法，通过室内空气的流通，可以降低室内空气中有害物质的含量，从而减轻此类物质对人体的危害。冬天，人们常常紧闭门窗，使室内外空气不能流通，这样不仅室内空气中甲醛的含量会增加，而且氡气也会不断积累，甚至达到很高的浓度。减轻室内污染需要坚持打开门窗换气，使挥发出的有害气体不滞留在室内，新装修的房间每天应通风换气至少 3~5 h，如此保持通风 3 个月后再入住。

此外，还可选用空气净化装置，种类较多，原理主要有活性炭吸附、臭氧分解、化学分解等。由于污染物质是不断持续释放的，一旦关闭空气净化装置，污染物质浓度必然会持续升高。另外，空气净化装置也无法对家具内部进行处理。

2. 化学净化

化学净化的原理是使用离子交换和光触媒技术让有害气体分解。纳米光触媒的原理是纳米光催化材料在光照射下持续产生大量活性极强的氧离子自由基和氢氧自由基，这些自由基可以分解甲醛、苯、氨等污染物质及病菌等致病微生物。此种方法能够有效降低室内污染物质的浓度，但是在无光照条件下无法发挥作用，另外也比较难以处理甲醛污染的主要来源，即家具（特别是封闭的家具）；同时，要用此种技术治理装修污染，要将污染指标降到国家规定标准以下，需要较长时间，特别是在污染超标较为严重的情况下。

负离子净化的原理是当负离子与空气中的病菌细胞结合后，使细胞内部结构改变，导致其死亡。另外，可通过中和电荷，使空气中悬浮的烟、尘、花粉等吸入颗粒物集聚而自然沉降，达到净化空气的目的。负离子净化的优点是高压放电等技术使空气产生负离子，负离子与空气中的颗粒污染物结合，使微小的颗粒聚集、沉降，对净化空气有一定作用，且使用比较简单。但使用该种方法过程缓慢，消毒不彻底。负离子对化学性污染物基本不起作用，容易积尘，且易对电器造成损坏。

培训单元3　社会环境健康促进

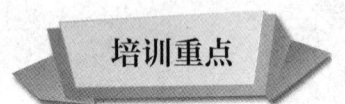

1. 了解常见道路交通伤害危险因素。
2. 能上报道路交通伤害、环境噪声等常见危险因素。

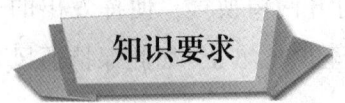

一、道路交通伤害危险因素的识别

从原因上可以把道路交通伤害危险因素分为两大类，即主观原因和客观原因。

1. 主观原因

（1）违反规定

指当事人不按交通法规和其他交通安全规定行驶或行走。如酒后开车、无证驾车、超速行驶、争道抢行、故意不避让、违章超车、违章装载、非机动车走快车道、行人不走人行道等。

(2) 疏忽大意

指当事人没有正确观察和判断外界事物而造成损失。如烦恼、情绪急躁、身体疲惫都可能造成精力分散、反应迟钝，表现出瞭望不周、操作不及时或措施不当；也有的当事人凭主观想象判断事物，或过高估计自己的驾驶技术，过分自信，引起行为不当而造成事故。

(3) 操作不当

指当事人技术生疏、经验不足，对车辆、道路情况不熟悉，遇到突发情况惊慌失措，发生操作错误。如有的机动车驾驶员刹车时误踩油门踏板而造成事故。

2. 客观原因

指由于道路条件（包括气候、水文、环境等）不利导致的交通事故。这类事故虽然发生的比例相对不高，但在某些情况下，却常常是产生事故的诱因。

二、道路交通伤害危险因素的上报

从源头上避免道路交通伤害，需要从主观和客观因素两方面进行规避。在日常生活中遇到有不按规定驾驶或者不按规定横穿马路、不走人行道等行为，须及时制止，必要时拨打110报警。

三、环境噪声的监测及上报

环境噪声污染，是指所产生的环境噪声超过国家规定的环境噪声排放标准，并干扰他人正常生活、工作和学习的现象。室内噪声标准可分为住宅和非住宅两种。住宅室内噪声标准是根据生活要求和所在区域环境噪声标准，参考住宅窗户条件制定的，一般不应低于所在区域的环境噪声标准20 dB。我国住宅室内噪声标准规定为低于所在区域环境噪声标准10 dB，因为我国城市中有较多的小工厂紧靠住宅。非住宅的室内噪声标准是根据房间用途规定的。室内噪声监测最简便的方法是利用分贝仪测试噪声大小，操作简单，结果直观。

1. 噪声污染的投诉渠道

(1) 工业企业生产活动中产生的噪声污染，建筑施工活动产生的噪声污染，商业经营活动中空调器、冷却塔产生的噪声污染，营业性文化娱乐场所产生的噪声污染由环保部门实施监督管理。

(2) 城市范围内生产活动中产生的偶发性强烈噪声，机动车辆交通运输噪声（机动车按鸣声），市区内高音广播噪声，公开场所组织娱乐、集会活动使用音响器材噪声，家庭室内娱乐活动及居民住宅装修噪声，商店招揽生意噪声及机动车噪声由公安部门实施监督管理。

（3）机动船舶发出的噪声由港务部门实施监督管理。当正常的生活、工作、学习环境受到噪声污染时，可根据噪声种类向实施监督管理的部门投诉，以维护自身权利。

2. 噪声扰民的报警

根据国家《声环境质量标准》（GB 3096—2008）和《社会生活环境噪声排放标准》（GB 22337—2008）的有关规定对噪声进行监测和管理。

若噪声超过标准限制，可参照相关法律法规进行处理。如《中华人民共和国噪声污染防治法》第四十五条，禁止任何单位、个人在城市市区噪声敏感建筑物集中区域内使用高音广播喇叭。《中华人民共和国治安管理处罚法》第五十八条，违反关于社会生活噪声污染防治的法律规定，制造噪声干扰他人正常生活的，处警告；警告后不改正的，处二百元以上五百元以下罚款。

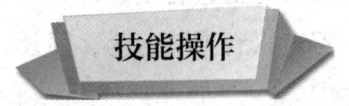

技能1 高速公路事故报警

步骤1 明确所在位置

如果在高速公路旁没有标志性的建筑也没有具体的路名，需要通过读百米桩和千米桩，向警察提供自己的确切位置。

（1）百米桩：在高速公路每隔 100 m 就会有一个绿色的圆形牌子，上面的数字代表百米数，下面的数字代表千米数，如图 5-3 所示。

（2）千米桩：一般会标注高速公路编号和千米数，如图 5-4 所示。

步骤2 拨打 12122

12122 是全国高速公路报警救援电话号码，供紧急高速公路事故报警使用，拨打免费。目前开通 12122 的省份有北京、四川、重庆、山西、陕西、河南、青海、湖南、河北、贵州、浙江、福建、湖北、宁夏等地。如果所在地区尚未开通，可拨打 122（交通事故报警电话）或者 110。

拨打报警电话陈述如下：我是××，我的电话是××，××时××分，我在××高速

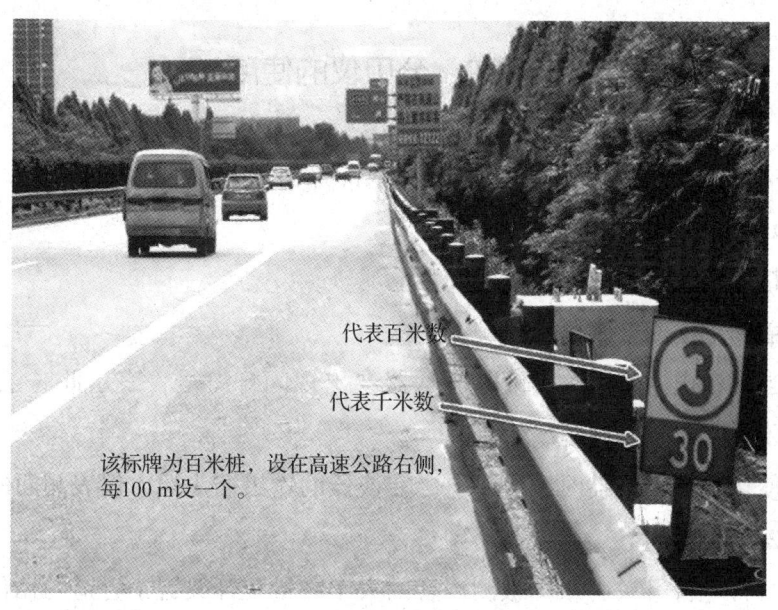

图 5-3　高速公路百米桩示意图

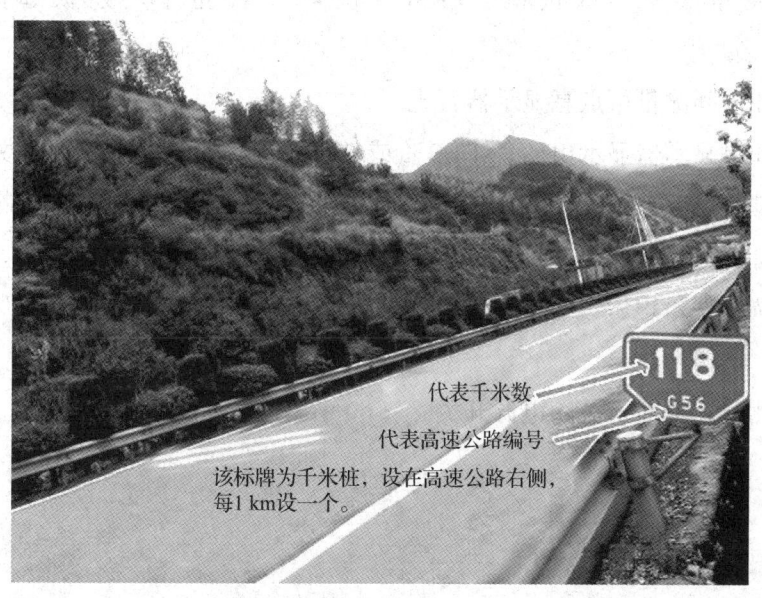

图 5-4　高速公路千米桩示意图

××××处，从××往××走的方向上发生了一起事故，有××人伤亡，我的车牌号码是××，对方车牌号码是××，不涉及危化品运输车辆，无法自行移动车辆，需要救护车或消防车。

技能2 分贝仪的使用

下面以某品牌分贝仪为例,介绍分贝仪的操作步骤。

步骤1 分贝仪使用前准备

(1) 打开仪表背面的电池盖,安装电池。

(2) 盖回电池盖并锁紧。

(3) 当电池电力不足时,液晶显示器会出现闪烁符号,表示此时电池电力即将耗尽,必须更换新电池。

(4) 使用电源转换器时,要将电源转换器的输出插头插入仪表侧面的插孔。

步骤2 实施测量

(1) 打开电源开关,根据被测声音的大小将量程开关置于合适的挡位。

(2) 根据需要选择测量模式(A/C)和测量单位(分贝或响度单位)。

(3) 测量实时声级选择"FAST(快)",测量平均声级选择"SLOW(慢)"。

(4) 如夜间测量可点亮显示器背光。

(5) 如果显示器显示出"UNDER"或"OVER",此时应将量程开关向上或向下移动;如果"UNDER"或"OVER"标志始终无法消失,则表示被测声级超出了测量范围。

(6) 调整好量程后,即可从显示器上读取测量结果。可按"MAX"键读取声级最大值。

(7) 测量完毕后,关闭电源开关。

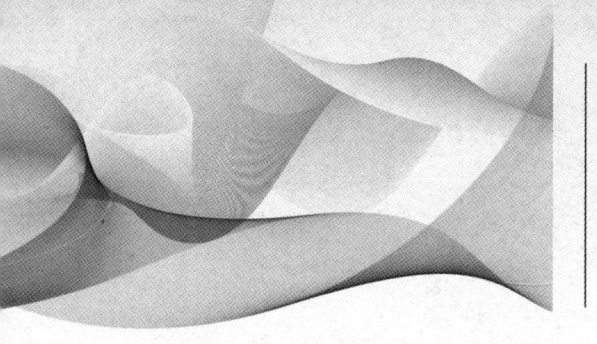

职业模块 六
公共卫生事务协助

培训项目 1 卫生防疫

培训单元 1 常用消毒方法与消毒用具

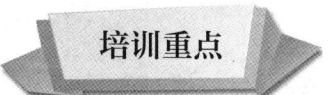

1. 了解清洁、消毒与灭菌的概念与区别。
2. 了解常用的物理和化学消毒方法。
3. 能正确使用消毒用具进行物理消毒和化学消毒。

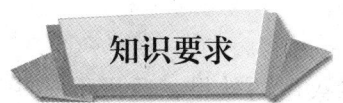

一、清洁、消毒与灭菌的概念与区别

1. 清洁的概念

清洁是指去除物体表面的有机物、无机物和可见污染物的处理。目的是减少物体表面微生物,为下一步工作提供便利。

2. 消毒的概念

消毒是指清除或杀灭传播媒介上的病原微生物,使其达到无害化的处理。

3. 灭菌的概念

灭菌是指清除或杀灭传播媒介上一切微生物的处理。

4. 三者的适用环境及区别

清洁是消毒和灭菌的前提,在生活中的大部分情况下,只需要保持环境、物体表面的清洁即可；消毒一般适用于已经或可能发生病原微生物污染的物品和场所；灭菌比消毒更严格，主要在医疗机构内使用，居民在日常生活中一般不必追求灭菌处理。

二、消毒用具

1. 消毒工具

背负式喷雾器，气溶胶喷雾器，担架式机动喷雾器，背负式机动喷雾器，配药桶（10 L），刻度量杯（筒），工具箱，消毒车。

2. 防护用品

工作服，隔离服，防护眼镜、口罩、防鼠疫口罩、帽子、手套、长筒胶靴，毛巾，污物袋，手电筒，皮卷尺，雨衣，长柄毛刷，装工作服的布袋（30 cm×30 cm×40 cm），肥皂盒，皮肤消毒盒（瓶）。

3. 消毒剂

储备一定量的消毒剂并与相关厂家建立联系，确保处理突发疫情时的需要。

三、常用物理消毒方法

物理消毒是指利用物理因素（如热力、辐射、微波、过滤等）清除或杀灭微生物的方法。

1. 热力消毒（燃烧、干烤、煮沸）

（1）燃烧法比较简单，且能迅速、彻底地达到消毒灭菌的效果，适用于某些被病毒感染的一次性或低值易耗品的消毒。可直接在焚烧炉内焚烧，也可使用火焰灼烧。

（2）干烤法一般是在特制的仪器（一般用烤箱）内进行，适用于耐热、不耐湿、蒸汽或气体不能穿透的物品的消毒，如玻璃器皿等。

（3）煮沸法适用于耐湿、耐高温物品的消毒，如金属、陶瓷、玻璃和橡胶类物品等。因其经济方便，消毒效果可靠，是家庭及基层机构常用的消毒方法。

2. 紫外线消毒

紫外线是一种低能电磁辐射，可杀灭各种微生物。紫外线消毒法经济、安全、方便，被广泛用于室内空气、物体表面等的消毒处理。常用的有紫外线杀菌灯和紫外线消毒器（壁挂式、柜式、移动柜式）。

紫外线消毒建议室温20~40 ℃，相对湿度在40%~60%。使用便携式紫外线消毒器或悬吊式紫外线消毒器照射作用于物体表面消毒时,有效距离为 25~60 cm,照射时间为 20~30 min。在有人活动的室内进行空气消毒时,首选高强度紫外线消毒器,开机消毒 30 min 即可。

四、常用化学消毒方法

1. 浸泡法

浸泡法是将被消毒的物品清洗、擦干后浸没在规定浓度的消毒液内一定时间的消毒方法。浸泡前要打开物品的轴节或套盖,管腔内要灌满消毒液。浸泡法适用于大多数物品。

2. 擦拭法

擦拭法是用规定浓度的化学消毒剂擦拭被污染物品的表面或皮肤、黏膜的消毒方法。一般选用易溶于水、渗透力强、无显著刺激性的消毒剂。

3. 喷雾法

喷雾法是在规定时间内用喷雾器将一定浓度的化学消毒剂均匀地喷洒于空间或物品表面进行消毒的方法。常用于地面、墙壁、空气、物品表面的消毒。

4. 熏蒸法

熏蒸法是在密闭空间内将一定浓度的消毒剂加热或加入氧化剂,使其产生气体在规定的时间内进行消毒灭菌的方法。如手术室、换药室、病室的空气消毒,以及精密贵重仪器和不能蒸煮、浸泡物品的消毒。

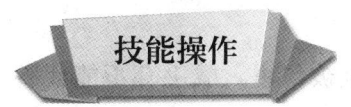

技能操作

技能1　穿戴个人防护用品

一、操作准备

进入清洁区,着贴身衣物、轻便鞋子。

二、操作步骤

步骤1　手卫生

使用七步洗手法对手部进行清洁。

步骤2　戴一次性帽子

佩戴一次性帽子，并整理至头发、耳朵全部被包裹。

步骤3　戴医用防护口罩

一手托住口罩外侧面，将口罩紧贴面部，另一手拉下方系带至颈后双耳下，拉上方系带至头顶部，注意避免系带压迫耳朵。按压塑形条进行塑形，然后进行气密性测试。使用中口罩如遇污染或潮湿，应及时更换。

步骤4　穿防护服

取防护服，注意避免接触地面，检查有效期及完好情况。拉开拉链，先穿下半身，再穿上半身，然后戴帽子，系好拉链、扣子、密封条，双人互检。若防护服未能完全贴合面部，可用胶带辅助固定。使用中防护服如破损，应及时更换。

步骤5　戴护目镜

一手托住护目镜，另一手拉系带至头顶部，调整位置，确保皮肤黏膜完全被防护用品遮盖。

步骤6　戴内层手套

内层手套最好为深色。穿戴前检查有无破损，穿戴后确保防护服袖口完全被包裹。手套如有破损，应及时更换。

步骤7　穿靴套和隔离衣

穿着后检查背部是否完全被包裹。使用中隔离衣如被血液、体液污染或破损，应及时更换。

步骤8　戴外层手套

穿戴前检查有无破损，穿戴后确保隔离衣袖口完全被包裹。戴手套不能代替手卫生。对不同患者进行诊疗操作时应更换手套。手套如破损，应及时更换。

步骤9　穿鞋套

步骤10　相互检查

防护服外写上名字，以便同事之间相互辨识。

技能 2　脱个人防护用品

一、出隔离诊疗区

步骤 1　手卫生

步骤 2　喷淋

两人间距大于 1 m，由头顶至鞋底 Z 字形喷洒消毒液，注意喷洒鞋底以及避开面部。

步骤 3　脱隔离衣连同外层手套

脱时注意双手避免触碰隔离衣内侧，脱下的隔离衣避免触碰身体前侧，动作轻缓，全程避免抖动，将外层手套一同脱下。

步骤 4　手卫生

步骤 5　摘护目镜

上身稍前倾，闭合双眼，双手提起后方系带摘下，摘下后将护目镜置于指定消毒容器内，全程避免触碰护目镜前侧面。

步骤 6　手卫生

步骤 7　脱防护服连同内层手套、鞋套、靴套

一手拎住同侧衣领，另一手拉开拉链，摘掉帽子后拎另一侧衣领，顺势向外后方边脱边卷起防护服，动作轻缓，全程避免抖动，将内层手套、鞋套、靴套一同脱下。

步骤 8　手卫生

二、进入潜在污染区

步骤 1　摘医用防护口罩

上身稍前倾，屏息闭眼，双手先摘取下方系带，随后再摘取上方系带，全程避免触碰口罩外侧面。

步骤 2　手卫生

步骤 3　摘一次性帽子

上身稍前倾，屏息闭眼，提起帽顶由后向前摘下。

步骤 4　手卫生，沐浴

三、注意事项

1. 脱防护服应严格按照区域划分流程，切勿在污染区摘下口罩帽子。

2. 佩戴眼镜者应对所佩戴的眼镜进行消毒。

培训单元2　常用消毒剂的种类与使用方法

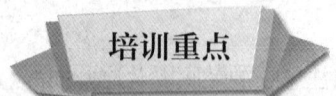

1. 掌握常用消毒剂的种类与使用方法。
2. 掌握不同环境消毒剂的选择与使用方法。

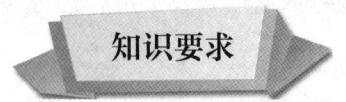

一、醇类消毒剂及使用方法

1. 乙醇

乙醇又称酒精，为无色透明液体，有辛辣味，易挥发，易燃烧，属中效消毒剂，可以使菌体蛋白凝固变性，但对肝炎病毒和芽孢无效。一般使用75%浓度的乙醇作为消毒剂，可用于皮肤、环境表面及医疗器械的消毒。

（1）使用方法

1）擦拭法。使用75%浓度的溶液擦拭消毒皮肤或物体表面。

2）浸泡法。被细菌繁殖体污染的物品，可以使用75%浓度的溶液进行浸泡消毒，一般浸泡10 min以上。

（2）使用要点

乙醇易挥发，需要加盖保存。长期保存时需要在使用前检测浓度，一般不应低于70%；因其有刺激性，不宜用于皮肤创面或黏膜消毒；因其易燃，使用时、使用后均须远离火源。

有机物对乙醇的杀菌效果影响很大，可使杀菌作用减弱。温度适当升高，可增强其杀菌作用。乙醇常与碘、氯己定、苯扎溴铵等混合使用，具有协同杀菌作用。

乙醇用于消毒时对人体无害，但个别人对乙醇过敏，接触后可引起皮疹、红斑。经常用乙醇进行洗手消毒时，皮肤会因为脱脂而干燥、粗糙，可加入甘油等皮肤调理剂进行缓解。

2. 异丙醇

异丙醇为无色透明可燃液体，沸点为 82.5 ℃，可以与水以任何比例混溶，气味类似乙醇，微带苦味，属中效消毒剂，可杀灭细菌繁殖体、病毒与真菌，对某些细菌和病毒，异丙醇的杀灭作用比乙醇强，而对另一些细菌和病毒则相反。总体来说，异丙醇的杀菌作用高于乙醇。

与乙醇一样，异丙醇多用于皮肤消毒以及医疗器械如眼底镜、显微镜目镜和物镜、超声波探头、听诊器等的消毒，实际使用浓度通常为70%。此外，异丙醇可以代替乙醇用于复方消毒剂的配制。

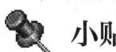 小贴士

酒精的使用

日常生活中孕妇如果没有接触高危险环境，就没有必要频繁用酒精进行消毒，只要保持清洁干燥即可。但是，孕妇去医院产检期间，可以使用酒精对手进行消毒。酒精还可以用来擦拭桌面等。需要提醒的是，酒精应避免喷洒于空气中进行消毒，因为空气中酒精浓度过高时，有引发火灾的风险。

二、含氯消毒剂及使用方法

常用的含氯消毒剂有液氯、漂白粉、漂粉精、二氧化氯、酸性氧化电位水等。含氯消毒剂一般属于高、中效消毒剂，可以在水溶液中释放出有效氯，破坏细菌的活性，达到消毒的效果，可用于餐具、环境、水、疫源地等的消毒。

1. 使用方法

（1）浸泡法

被细菌繁殖体污染的物品，用含有效氯 500 mg/L 的消毒液浸泡至少 10 min，被血源性传播病原体、结核病菌污染的物品，需要用含有效氯 2 000～5 000 mg/L 的消毒液浸泡 30 min 以上。

（2）擦拭法

用含有效氯 500 mg/L 的消毒液擦拭物品表面并达到一定作用时间后，再用清水擦拭。

（3）喷洒法

所需有效氯浓度在浸泡法的基础上加倍，喷洒至物品表面。

（4）干粉消毒法

用于分泌物、排泄物的消毒，加入含氯消毒剂干粉，作用一定时间后再排放。

2. 注意事项

（1）含氯消毒剂应保存在密闭容器中，放置于阴凉、干燥、通风处，避免有效氯的丧失。

（2）配制的含氯消毒剂性质不稳定，一般是现用现配，配制后有效使用时间应不超过 24 h。

（3）含氯消毒剂有腐蚀及漂白作用，不宜用于金属、有色衣物和油漆家具的消毒。

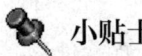 小贴士

84 消毒液的使用

84 消毒液是一种含氯消毒剂，使用时要按照说明书合理配置浓度，浓度不必过高。另外，如果使用 84 消毒液拖地等，要保持通风，直到空气中的味道彻底消散。避免与其直接接触，也不要把 84 消毒液与其他洗涤剂或消毒液混合使用。

三、过氧化物类消毒剂及使用方法

常用的过氧化物类消毒剂有过氧乙酸、过氧化氢等，属于高效消毒剂。这类消毒剂的最大优点为广谱、高效、快速，能作为灭菌剂使用。在消毒物品之后一般可分解为无毒成分，无残留毒性。

过氧乙酸又名过醋酸，为无色透明液体，呈弱酸性，易挥发，有刺激性气味，可溶于水或乙醇等有机溶剂。过氧乙酸为强氧化剂，腐蚀性强，有漂白作用，性

质不稳定。市售过氧乙酸浓度一般为20%，可用于耐腐蚀物品、环境及室内空气等的消毒灭菌。

1. 使用方法

过氧乙酸的使用方法包括浸泡法、擦拭法、喷洒法和冲洗法。

2. 注意事项

（1）对金属有腐蚀性，对纺织品有漂白作用。

（2）容易氧化，须现用现配。

（3）浓溶液有腐蚀性，配制时，须戴橡胶手套作业。

（4）储存于阴凉通风处，配制时切勿与碱或有机物混合，以免因剧烈分解而产生爆炸。

四、其他常用消毒剂及使用方法

1. 季铵盐类消毒剂

季铵盐类消毒剂属于中、低效消毒剂，为无色透明液体，一般用于环境、物体表面、皮肤和黏膜的消毒，常用擦拭法、浸泡法。使用时应注意避免接触有机物，不能用于瓜果蔬菜类消毒。低温时可能出现浑浊或沉淀，可置于温水中升温。

2. 胍类消毒剂

常用的胍类消毒剂有氯己定，属于中效消毒剂，无色透明，一般用于手消毒，常用擦拭法或冲洗法。不用时应密闭存放于避光、阴凉、干燥处。

五、化学消毒剂的使用原则

1. 合理使用，能不用时则不用，必须用时尽量少用。
2. 根据物品的性能和各种微生物的特性选择合适的消毒剂。
3. 严格掌握消毒剂的有效浓度、消毒时间及使用方法。
4. 消毒剂应定期更换，易挥发的要加盖，并定期检测、调整浓度。
5. 待消毒的物品必须先清洗、擦干。
6. 消毒剂中不能放置纱布、棉花等物，以防降低消毒效果。
7. 消毒后的物品在使用前须用无菌水冲净，以免消毒剂刺激人体组织。
8. 熟悉消毒剂的毒副作用，做好防护。

培训单元3　消毒工作中的自我防护措施

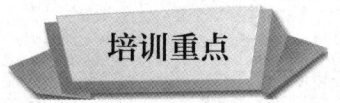

1. 了解消毒工作中的常见危害。
2. 掌握消毒工作中的自我防护技能。
3. 掌握消毒剂配制、使用安全须知和中毒急救措施。

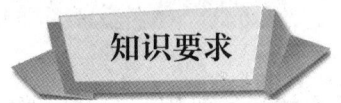

一、消毒工作中的常见危害

消毒的目的是预防疾病、切断病原微生物和其他有害微生物的传播途径，但并不要求清除或消灭所有微生物，只是要求将有害的微生物降低到无害的程度。消毒剂既然能够消灭微生物，对人体也就有一定的毒性，从而产生一定危害。如果对其特点认识不足，就可能达不到消毒目的，或虽然消灭了病原微生物，但同时对人体造成了伤害，带来新的健康问题。因此，了解消毒剂的危害和常用消毒方法，正确使用消毒剂科学合理地进行消毒，对家庭生活是极其重要的。

绝大多数消毒剂对人体的皮肤、眼睛、呼吸道均有不同程度的刺激性和腐蚀性，还可以引起过敏反应，甚至造成急性中毒。不合理使用消毒剂会引起皮肤、黏膜刺激以及过敏反应，出现瘙痒、红斑、疱疹；会导致黏膜刺激症状，如眼睛红肿、流泪、流涕、咽痛、呛咳、发憋、气喘、胸闷、呼吸困难、肺充血、肺水肿；溅到皮肤上和眼睛里可引起皮肤和眼睛灼伤；消毒剂放置和使用不当甚至会发生爆炸，造成意外伤害。

1. 消毒剂过敏

手消毒作业中，手的各部位皮肤在使用消毒剂后应注意均匀揉搓。如果皮肤对消毒剂过敏，会出现发痒、发红、干燥、脱皮甚至水肿及流黄水等现象。一旦出现应首先停用此种消毒剂，然后根据过敏情况的轻重给予对症治疗。如果过敏比较轻，建议口服抗过敏药物进行治疗；如果过敏情况比较重，出现胸闷、呼吸困难等症状，建议到医院进行治疗。

2. 消毒不当造成的危害

消毒方法或消毒剂选用不当、消毒剂配制不对、消毒过于频繁及消毒操作有误，均会造成消毒不当，引发消毒人员或居住人员身体不适，出现头晕、头痛等症状，严重者还可能引发哮喘等疾病。

3. 消毒用具使用不当造成的意外伤害

（1）物理性损伤

物理性损伤包括利器损伤、热源损伤（烧烫伤）以及紫外线对皮肤、眼睛等部位的持续性伤害。

（2）化学性损伤

化学性损伤多与所使用的消毒剂性质有关，如长期接触次氯酸会引起皮肤、呼吸道损伤；皮肤、眼睛或黏膜接触过氧乙酸，容易造成灼伤；吸入环氧乙烷等气体会造成呼吸道黏膜损伤，并出现头晕、头痛症状。

二、消毒工作中的自我防护技能

1. 防护用品的选择和使用

消毒工作人员应充分了解消毒剂的效能、毒性和进入人体的途径，进入工作区域，应佩戴口罩、橡胶手套，如有条件应穿戴防水衣、防水靴等防护用品。配制化学消毒剂时，尽量在通风环境下操作。

2. 生物环境防护

针对容易造成职业暴露的高危环节，制定严格的管理制度和操作流程。重点区域进行消毒应使用一次性防护用品，作业完成后，严格按照七步洗手法进行手卫生。

三、消毒剂配制和使用安全须知

1. 负责机关单位、居民社区、公共场所等区域消毒工作的人员，须严格遵循消毒产品说明书，按照有关规定科学合理使用消毒剂，避免和减少消毒剂的滥用。
2. 消毒产品只能用在说明书标识的对象上，不可超范围使用。
3. 每种消毒剂应单独使用，不要混合使用不同种类的消毒剂。

4. 严格按照说明书浓度配制消毒剂，保证说明书规定的最短消毒时间。

5. 人体皮肤消毒主要针对手部等裸露部位进行，不必进行全身消毒。消毒剂最好选用市售产品，不要自己配制消毒剂进行皮肤消毒。

6. 家庭或生产单位应按照说明书要求安全、有效地对消毒剂进行保存，不要使用饮料瓶盛放消毒剂。消毒剂要放在儿童不能获得的阴凉处。

7. 在特殊场合配制或使用高浓度消毒剂或长时间使用消毒剂时，应穿戴合适的防护用品，如防毒面罩（注意不是口罩）、防护手套（可用乳胶或橡胶手套，不可使用棉布或棉线手套）。未穿戴合适防护用品，不可在密闭空间内配置或使用消毒剂。

四、消毒剂中毒的急救措施

滥用消毒剂，未掌握消毒剂科学配制和使用方法，存放消毒剂未采取安全措施造成误服和误用等均可导致消毒剂中毒。大多数消毒剂中毒经过合理处置，都可很快痊愈，仅有少数（如大量误服或在狭小空间混合含氯消毒剂和酸液时吸入气体）会造成脏器明显损害，甚至危及生命。可采取的急救措施包括：

1. 呼吸道吸入接触者，立即脱离中毒环境，到空气清新、流动处。

2. 皮肤黏膜（包括眼睛）接触者，立即使用大量流动清水反复冲洗 10 min 以上。

3. 消化道接触者，可口服牛奶、米粥等保护胃肠道黏膜。

4. 如患者接触剂量较大或者症状改善不明显，应立即送医。

培训项目 2

公共卫生事件服务

培训单元 1　公共卫生事件应急处置期的物资与供给

培训重点

1. 掌握公共卫生事件应急处置期应急物资的种类。
2. 掌握公共卫生事件应急处置期物资储备的概念与定义。
3. 掌握公共卫生事件应急处置期物资的库存管理。

知识要求

一、公共卫生事件应急处置期的应急物资

1. 应急物资的定义

应急物资是指应对严重自然灾害、事故灾难、公共卫生事件和社会安全事件等突发公共事件应急全过程中所必需的物资保障。从广义上概括,凡是在突发公共事件应对过程中所用的物资都可以称为应急物资。

2. 常见应急物资的种类

公共卫生事件中常见的应急物资主要包括两大类:基本生活保障物资和卫生应急物资。

(1) 基本生活保障物资

基本生活保障物资主要是指用于维持基本生活的物资，最常见的就是食物、水、手电以及其他生活必需品，尤其是即时性的食物。

(2) 卫生应急物资

卫生应急物资根据用途大致可分为防护用品类（包括防疫衣物、面罩、头盔以及消防装备等）、生命救助类（包括止血绷带、骨折固定托架、担架、保温毯、氧气机等）、生命支持类（包括药品、便携呼吸机等）、临时食宿（包括帐篷、炊具、餐具等）、污染清理（包括杀菌灯、消毒杀菌药品、喷雾器、垃圾袋等）、能源设备类（包括干电池、蓄电池、燃油发电机等）、照明设备类（包括手电、应急灯等）、通信设备类（包括对讲机、扩音器等）、器材工具类（包括撬棍、灭火器、报警器等）等。

二、公共卫生事件应急处置期的物资储备

1. 物资储备的定义

物资储备是一种有目的的储存物资的行为，它的目的就是应对突发公共卫生事件，保障社区居民的生命和健康安全。

储备不等于库存和储存，前者是有目的的、能动的、主动的行为，因此要根据公共卫生事件发生的领域、原因等调整常用物资储备。尽管公共卫生事件应急期储备物资具有非正常性和不确定性，但仍应具有一定的预期性。例如，在雨季来临前，可能发生洪水及其他地质灾害时，应加强医疗救助物资、生活保障物资、消毒与杀虫等物资和器材的储备；在某些工业密集区域，可能发生安全事故，应加强医疗救助物资的储备。

2. 物资储备需求的判定方法

在物资储备种类和数量判定方面，应参考当地人口密度、地理环境、气象条件、交通、工业等诸多方面因素，重点关注传染病暴发事件、食物中毒事件、化学毒物和职业中毒事件、核辐射事件、预防接种不良反应事件以及群体性不明原因疾病事件，围绕生命救助、生命支持、防护用品和污染清理等方面进行物资储备。

三、公共卫生事件应急处置期物资的库存管理

1. 出入库管理

突发事件发生后，首先须界定突发事件的风险级别，根据各地保障预案履行

调用程序。要严格按照调拨单开具物资出库通知单。物资附带的检验证书、装箱清单、使用说明以及零配件等应随物资一起发出,不得扣留。出库物资可重复使用的,应负责回收。不可回收的,应填写损耗管理记录,逐级上报后进行损耗处理。

2. 日常管理

库存物资要做到数量清楚、质量清楚、标识清楚、账物相符。储存时定区、定量堆放,分类管理,不可超高、超宽。库内进出通道要畅通,便于物资出入库。每周应定期开展物资的清点和巡查工作,防止物资因受霉受潮或被虫鼠啃咬遭到破坏,如有损坏,应及时上报进行损耗处理。确须露天存放的物资,有条件的应分区定位,做好标识,上盖下垫。

培训单元 2 公共卫生事件应急处置期生活物资的供给与发放

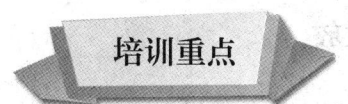

1. 掌握公共卫生事件应急处置期生活物资的采购要点与方法。
2. 掌握公共卫生事件应急处置期生活物资的供给与发放原则。

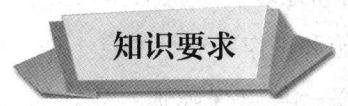

一、公共卫生事件应急处置期生活物资的采购

生活物资采购的基本目标是质优价廉、及时快速、品目齐全、足量适用。

1. 满足需求

根据物资现有储备情况计算需求量,选定适宜的生活物资品类。尤其是要选择体积小、耐存放、使用方便、坚固耐用的物资。

2. 满足使用和管理要求

采购的物资原则上结构要相对简单、设计要合理，便于供应管理。

3. 产品要符合国家安全、卫生、环境保护标准的相关要求。

4. 产品的制造、验收应具有相应的标准及"三证"（生产许可证、产品合格证和质量保证书）。

正常状态下，物资采购的基本程序：编报预算、计划编制、采购、合同签审、资金支付和验收。但是特殊情况下可以简化部分程序。购买时应引入市场竞争机制，尽可能直接向生产商采购，以降低成本。

二、公共卫生事件应急处置期生活物资的供给

生活物资的供给应考虑公共卫生事件的性质、等级、规模、阶段等因素，并考虑供给物资的品类和数量。供给时应遵循先进先出、发陈储新、发零存整、发近（期）存远（期）的原则。以食品为例，在地质灾害和水患事件初期应以饼干、方便面等方便产品为主，大米、面粉等一般食品的供应数量相对较少；事件中期仍应以方便食品为主，逐步加大一般食品的供给量；在事件后期，物资供应逐渐恢复，可减少方便食品的供给量，以一般食品供应为主。

三、公共卫生事件应急处置期生活物资的发放

1. 物资发放应遵循及时准确、规范有序、突出重点、分类救助、公开透明、公平公正的原则。

2. 应详细掌握受事件影响的人员数量、家庭基本情况及生活物资需求情况，制定发放方案并报上级部门批准。方案要包括发放时间和地点、发放工作人员和任务分工、发放对象和标准、发放方法和步骤、安全措施和工作要求等内容。

3. 要优先照顾老年人、残疾人、病人、妇女和儿童，重点保障孤、残、幼、病群众和倒房的特困户、五保户、低保户及优抚对象。

4. 方案获批后，首先要通过公众平台或其他渠道做好宣传工作。

5. 物资发放时，应做好发放台账和花名册，逐家逐户逐人发放，确保发放到位，不出现遗漏、重复发放情况。

6. 发放完毕后，应及时统计生活物资发放和剩余储备情况，将有关情况上报给上级部门，并申请物资补充。

7. 主动公开生活物资发放信息，公示7天，自觉接受各方面监督。

培训单元3　公共卫生事件应急处置期的特殊生活需求

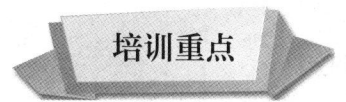

1. 掌握公共卫生事件应急处置期特殊生活需求物资的供给。
2. 掌握公共卫生事件应急处置期特殊生活需求物资的发放与保障。

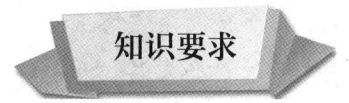

一、公共卫生事件应急处置期特殊生活需求物资的供给

一般情况下，应急物资储备并不包含特殊生活需求物资。但是，在日常工作中应尽量掌握社区内特殊人群的数量及其可能存在的特殊生活需求的数量和规模。在公共卫生事件发生后，须及时统计社区内相关人员的特殊需求情况，在条件允许的情况下可进行采购或代为采购。如无法采购或该区域中生活物资缺乏，可将该需求逐级上报，请求协助供给。

特殊生活需求物资的供给原则仍是坚持把人民群众的生命安全和健康放在首位，想尽一切办法解决群众特殊生活需求物资的供应。

二、公共卫生事件应急处置期特殊生活需求物资的发放

特殊生活需求物资的发放原则和方法与普通生活物资基本一致，优先保障特殊药品和食品的发放。发放过程中要逐一核对需求与物资供应是否匹配，落实一对一发放，确保无遗漏。一次性发放原则上应至少保证5天以上的用量，并及时了解特殊生活需求物资的变化情况，物资不充足的要积极向上级部门申请。

三、公共卫生事件应急处置期特殊生活需求保障

对于无行为能力人、瘫痪病人的日常照料等特殊生活需求，应尽可能满足。

可将需求统计并登记下来，反馈给社区和民政部门协调解决照料问题。对于协助就医问题，可联系辖区社区卫生机构，协调并转运至相关医疗机构。

对于其他特殊生活需求，应尽量予以解决。如确实无法解决，可积极向上级部门请示，予以协调解决，并及时将结果反馈给群众。

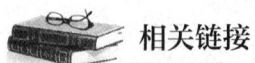 **相关链接**

暴雨引发水患的应急物资保障

在降雨充沛、地表水系丰富或既往发生过水患的地区，雨季到来前应有针对性地增加即时性食物和饮水、临时食宿、污染清理、照明通信以及防范水患等物资的储备，定期定点巡查。在辖区中加大降雨及次生灾害自救的宣传工作，重点关注并统计辖区内行动不便等有特殊需求的人员。根据辖区内居民住宅、通道、已有排水设施以及地形走势，合理设置排水设施。

当水患发生后，应根据应急预案在指定地点搭建生活物资发放点，在发放前做好宣传工作，根据不同阶段统一有序发放物资。如有特殊需求应尽量和上级部门沟通，申请予以解决。当出现须紧急就医的情况时，应积极协调车辆送至定点部门。物资发放完毕应及时清点库存，并做好补充清单，向上级申请拨付。水患期间要加强物资储备的保障工作，增加巡查频次，确保储备物资不发生雨淋、受潮和霉变等情况。对于排水泵、帐篷、皮艇、照明等公用物资一定要做好使用管理，确保在应急期能够发挥作用。

在事件后期，对可回收和继续使用的物资应做好统计、回收、维修和入库工作。在全过程中一定要做好所有物资的发放记录，在事件结束后以报告的形式总结上报，内容包括物资种类、发放数量、损耗数量、申报数量和结余数量等。

培训单元 4　常见的公共卫生事件安全风险因素

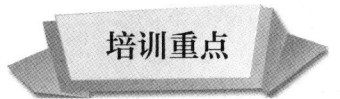

1. 掌握公共卫生事件安全风险因素的定义。
2. 掌握常见的公共卫生事件安全风险因素的种类。
3. 掌握安全风险因素的收集和记录方法。

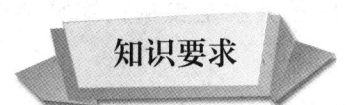

公共卫生事件是指突然发生的，造成或者可能造成社会公众健康严重损害的重大传染病疫情、群体性不明原因疾病、重大食物和职业中毒以及其他严重影响公众健康的事件。及早发现、识别和评估突发公共卫生事件风险，对有效防范和应对突发公共卫生事件具有重要意义。

一、公共卫生事件安全风险因素的定义

可能诱发公共卫生事件发生的因素即称为公共卫生事件安全风险因素。例如，2003 年发生的 SARS 病毒感染事件就是公共卫生事件，而诱发该事件发生的病原体 SARS 病毒就应归为风险因素。

二、常见的公共卫生事件安全风险因素的种类

造成公共卫生事件发生的风险因素种类相对较多，包括生物因素、自然灾害、食品药品安全事件等。

1. 生物因素

生物因素较为常见，多为某些致病微生物及其毒素导致的疾病暴发和流行。例如，1988 年的上海甲肝流行、1999 年的宁夏沙门氏菌污染食物中毒、2003 年的 SARS 流行以及 2020 年的新冠肺炎流行等。

2. 自然灾害

自然灾害包括水灾、地震、山体滑坡、泥石流等。一般自然灾害过后往往会引起新的、大规模的疫情。

3. 食品药品安全事件

食品药品安全事件多指由于食物或药物引发的群体性事件，最典型的就是2004年发生的劣质奶粉事件。

三、公共卫生事件安全风险识别

1. 风险识别的定义

所谓风险识别其实就是发现、确认并描述风险的过程，包含感知风险和分析风险两个环节。存在于人们周围的风险是多样的，既有当前的也有潜在的，既有内部的也有外部的，既有静态的也有动态的。风险识别的任务就是要从错综复杂的环境中找出经济主体所面临的主要风险。

感知风险是指了解客观存在的各种风险，是风险识别的基础，只有感知风险，才能在此基础上进一步进行分析，寻找导致风险事故发生的条件因素，从而拟定风险处理方案，进行风险管理决策。分析风险是指分析引起风险事故的各种因素，是风险识别的关键。

2. 风险识别的常见方法

风险因素的存在往往是不易察觉的，在操作过程中可以采用以下方法识别。

（1）通过感性认识和历史经验来判断

例如，所在区域的人员流动性、佩戴口罩情况、疫苗接种率、聚集性活动等都是导致新型冠状病毒感染的风险因素。

（2）通过对各种客观资料和风险事故记录来分析、归纳和整理

例如，对历年来降雨情况以及所在区域发生洪涝灾害情况的判断。如果所在地区地势低洼且发生过因降雨导致水患的情况，那么在气象部门发布降雨预警的时候，就应提前做出可能发生险情的判断，并根据降雨持续时间和降雨量判断发生险情的可能性以及对所在区域居民生命健康和财产损失的影响，从而及时做出预判。

四、公共卫生事件安全风险因素的收集

(1) 安全风险因素收集的范围

风险因素的收集过程其实就是信息收集的过程。风险因素一般可分为有形风险因素和无形风险因素。其中有形风险因素包括所在的地域、建筑结构、交通情况，周边的企业、学校，日常的食物供应来源等方面。无形风险因素主要包括当地的风俗习惯、病原微生物情况、疾病流行情况等。

(2) 安全风险因素收集的方法

1) 通过查阅资料，包括所在区域的基本资料及档案、历史、气象、水文等方面资料，收集既往造成公共卫生事件的风险因素。比如，在云南地区，每年5—7月都会有不少民众采集并食用野生菌而导致中毒的情况。因此，应先了解所在辖区发生类似事件的情况以及有毒菌类的情况，收集相关信息。

2) 通过互联网检索的方式，收集可能造成公共卫生事件的风险因素，对于尚未发生的公共卫生事件也同样需要关注，尤其是既往3年内周边区域发生过的公共卫生事件，一定要特别关注。收集信息时可以利用搜索引擎，检索并收集造成公共卫生事件发生的风险因素；同时还应关注网络平台的舆情走向，及时收集可能存在的风险因素。例如，所在区域发布预防副溶血性弧菌引起食物中毒的预警，意味着在特定时间内可能会发生类似事件，应重点关注所在社区是否存在进食可能被副溶血性弧菌污染食物的情况。

五、公共卫生事件安全风险因素的记录

建立公共卫生事件安全风险因素台账制度，对于已识别的风险因素，在台账内逐一记录。内容条目包括且不限于风险因素类别、风险因素名称、相关描述、信息来源、收集方法、可能造成的公共卫生事件以及拟采取的应对措施等。在记录过程中应注意对已收集的风险因素加以研判，评估其是否可能对本区域造成潜在影响，不应盲目追求大而全。

建立周报或月报制度，将已记录的风险因素以报告的形式上报给主管部门或人员。对存在的风险因素进一步做出研判，并提出针对性的解决方案。

培训单元5 公共卫生事件设施与日常维护

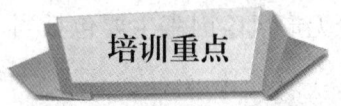

1. 掌握公共卫生事件设施的种类与特点。
2. 掌握公共卫生事件设施日常维护的要点。

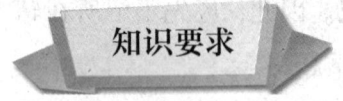

一、公共卫生事件设施的种类与特点

1. 公共卫生事件设施的定义

公共卫生事件设施是指与公共卫生相关的各类基础设施。此类设施设立的目的是保障公众的健康需求,提升公众的公共卫生安全意识,避免公共卫生事件的发生。例如,商场的洗手间里会摆放洗手液和干手器,鼓励人们勤洗手,做好手部消毒,避免疾病发生。

2. 公共卫生事件设施的种类

公共卫生事件设施的种类很多,包括禁烟等标识、物资存储间、通风设施、空调设备、洗手间、采光设施等。

根据用途不同,公共卫生事件设施大致可分为四个种类。

(1)医疗设施,如医疗机构、基层卫生机构配备的医疗救护设备以及公共场所配备的自动体外除颤器。

(2)与环境卫生相关的基础设施,如公共厕所、垃圾收集与转运设施等。

(3)市政设施中的给排水设施。

(4)突发事件的应急避险设施,如防空洞、应急疏散场地等。

3. 公共卫生事件设施的特点

（1）公益性

公共卫生事件设施投资设立的主体以政府为主，近年来也有社会资本加入其中。但是公共卫生事件设施设立的根本目的是防止公共卫生事件的发生以及事件发生后的应急处置，因此其产出应为社会效应，而非直接经济利益。

（2）易损耗性

公共卫生事件设施服务于大众，往往使用量比较大，易损耗、易丢失和易失效，因此应定期维护。

（3）设立时须符合特定原则

特定原则包括易用性原则、安全性原则、系统性原则、公平性原则、合理性原则和环保性原则。

（4）应急性

部分公共卫生事件设施的设立是为了应对突发事件，如避险设施及电子除颤设备等。

（5）容易被忽视

在没有公共卫生事件发生时，很少有人会关注到该类设施的重要性，因此缺乏有效的投入、维护，进一步增加了公共卫生事件发生的风险。

二、公共卫生事件设施的日常维护

1. 公共卫生事件设施日常维护的要点

公共卫生事件设施日常维护的目的在于确保设施的完好状态，能够满足服务需求，延长其使用期限，保证其使用功能能够正常发挥。

公共卫生事件设施的日常维护包括设施的日常运行和使用、保养以及故障维修等内容，应做好日常维护工作计划。

（1）日常运行和使用

辖区内管理的公共卫生事件设施，在日常使用过程中应严格按照规章制度和操作规程执行。在使用前应获得管理部门的批准，不得越权使用。

（2）保养

应根据社区或上级部门制定的设施管理规定完成，一般分为日常巡检保养和定期维护保养。常规的保养可由社群健康管理员完成，如设备表面的清理和简单零部件的更换。但是，在日常巡检过程中，若发现设施运行存在异常或须定期维护保养时,社群健康管理员应根据相关规定上报给设施维护和修理部门。

(3) 故障维修

在该部分工作中,社群健康管理员主要起到上传下达的作用,根据设施情况,辅助联系相应的维护和修理部门,并做好维修记录。

2. 公共卫生事件设施日常维护的监督

根据公共卫生事件设施管理要求,在日常维护过程中社群健康管理员还应做好监督工作。具体内容如下:

(1) 监督日常巡检保养和定期维护保养是否正常开展。

(2) 报请设施维修后是否得到及时、有效的修理,修理后的设施是否能够正常使用。

(3) 监督公共卫生事件设施在使用过程中是否遭到破坏。

建立公共卫生事件设施日常维护台账,定期完成监督报告并上报相关部门。

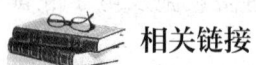 相关链接

公共卫生事件设施日常维护实践

首先要熟悉辖区内有哪些公共卫生事件设施以及这些设施的基本情况、使用方法和维护方案。然后根据要求实施日常维护。例如,要明确辖区内紧急生命救护装置的安放位置、使用条件、日常维护要点。在工作中,每周至少要进行1~2次巡查,观察其外观和保护装置是否完好,日常清洁工作是否到位;至少要每季度检查其工作状态是否良好,评估使用情况;在日常监督和维护过程中要全程做好记录,如出现破损或无法正常使用的情况,应及时上报并联系相关部门进行维护。对于场地类的公共设施,如应急避险场所,则应确保场地内的各类标识、应急保障设施(如饮水和排水设备)正常工作。如该场所同时向日常居民开放使用,还应增派巡查人员,避免因人为活动导致损坏或遭受蓄意破坏,如有相关情况应予以制止。应在必要的地方设置警示牌,提醒居民注意安全并保护好设施。

培训项目 3 食品安全

培训单元1 食品安全风险识别与预防

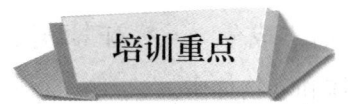

1. 了解常见的食品安全风险。
2. 掌握食品安全风险的预防与处置方法。

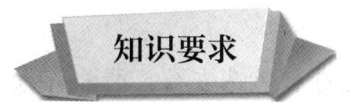

一、常见的食品安全风险

1. 食品安全风险的定义

食品安全危害是指食品中所含有的对健康有潜在不良影响的生物、化学或物理因素。食品安全风险是指食品暴露于特定的危害下时,对健康产生不良影响的概率(如生病)与影响的严重程度(死亡、住院、缺勤等)之间构成的函数。在讨论食品安全风险时,一定是在危害的范畴内探讨食品安全风险。

2. 食品安全危害的分类

食品安全危害概括起来主要包括四个方面,即物理性危害、化学性危害、生物性危害和天然有毒物质。

(1) 物理性危害

物理性危害一般由各种可以称为外来物质的、在食品消费过程中可能使人致病或致伤的非正常的杂质引起。这些杂质大多是由原材料、包装材料以及加工过程中的设备、操作人员等带来的一些外来物质，包括一般杂质和放射性物质等。

(2) 化学性危害

化学性危害一般由食品原料中的农药残留、兽药残留，食品加工过程中的重金属等污染，添加的或化学反应产生的各种有害化学物质引起。

(3) 生物性危害

生物性危害主要是指生物（尤其是微生物）本身及其代谢过程、代谢产物（如毒素）对食品原料、加工过程和产品的污染。

(4) 天然有毒物质

天然有毒物质主要是指有些动植物中存在的某种对人体健康有害的非营养性天然成分，或因储存方法不当在一定条件下产生的某种有毒成分。天然有毒物质按食物来源可分为植物毒素和动物毒素，分别来自植物体和动物体中。

二、食品安全风险的预防与处置方法

1. 物理性危害的预防与处置

(1) 杂物污染

采用先进的加工工艺设备和检验设备，如筛选、磁选和风选去石，清除有毒的杂草种子及泥沙、石灰等异物，定期清洗专用池、槽，防尘、防蝇、防鼠、防虫，采用食品小包装等。

(2) 放射性污染

食品加工厂和食品仓库应建立在从事放射性工作单位的防护监测区以外的地方，如周边有产生放射性废物和废水的单位应加强监督。

2. 化学性危害的预防与处置

(1) 农药残留

发展高效、低毒、低残留农药，合理使用农药，加强对农药的生产经营和管理。

(2) 重金属

禁用不符合卫生标准的食品添加剂、包装材料、食品加工中使用的化学物质等，制定各类食品中有毒金属元素的最高限量标准，加强食品卫生质量检测和监督工作。

(3) 杂环胺类致癌物

改变不良的烹调方式和饮食习惯,烹调温度不能过高,不要烧焦食物,应避免过多食用烧烤煎炸的食物。

3. 生物性危害的预防与处置

(1) 细菌性危害

加强防止食品污染的宣传教育,在食品生产、加工、储存、销售过程以及食用前的各个环节均应保持清洁卫生,防止细菌对食品的污染;应合理储藏食品,控制细菌的生长繁殖;应采用合理的烹调方法,彻底杀灭细菌。

(2) 霉菌毒素

粮食入仓之后,应注意通风,保持粮库内干燥,可采用除氧充氮的方法防霉。粮食被黄曲霉毒素污染后,可采用挑出霉粒、加水反复搓洗、加碱破坏、吸附去毒等手段去除毒素。

4. 天然有毒物质的预防与处置

高温热处理是消除植物毒素中生物碱、草酸、氰苷和凝集素等的有效手段。动物毒素以神经毒素最为常见,破坏动物毒素的有效方法是高温(110~130 ℃)和长时(30~60 min)。因此,家庭常规烹饪手段无法彻底消除毒素,需要专业设备和工作人员采用专业方法方能有效消除。

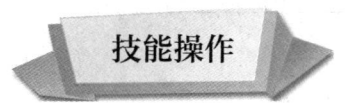

社区居民常见食品安全危害知识科普

一、操作目的

通过技能训练,使社群健康助理员在掌握常见食品安全危害知识的同时,将知识运用到实际生活中,通过组织科普活动,为社区居民服务。

二、操作步骤

步骤1 收集社区居民基本信息,按照年龄、学历、工作状况等进行分类。

步骤2 针对划分的不同层次的科普对象,确定相应的科普知识内容。

步骤3 对于文化程度较高(本科及以上)的科普对象,可以把科普内容设计得专业一些，贯穿一些理论知识和原理解释；对于文化程度较低、年龄较大的社区居民，可以把科普内容设计得通俗易懂一些，多与生活密切联系。

步骤4 科普形式根据对象灵活实施。针对年轻人可结合他们的生活习惯，建立社区群，以推送科普文章、食品安全公众号等形式实现知识普及；针对老年人，可以与社区居委会敬老、惠民活动相结合，采取听讲座的形式开展科普活动。

步骤5 获取食品安全危害知识科普活动的相关照片、视频、线上互动资源，制作成宣传报道材料，并发布在社区群、微信、微博等平台，呼吁更多的人关注食品安全。

步骤6 撰写总结报告，归纳收获，寻找不足，不断进步。

三、注意事项

1. 社区居民基本信息须在居民知晓并同意的前提下获取，不得非法获取，不得将他人信息用于售卖或从事其他活动。

2. 食品安全危害知识科普内容要准确、科学、合理，不得与《中华人民共和国食品安全法》以及其他相关的食品行政法规和地方性法规相悖。

培训单元2 食品安全信息查询与咨询

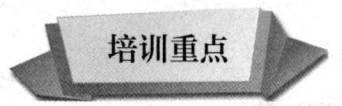

1. 了解食品安全信息数据的整理方法。
2. 能提供食品安全信息查询与咨询服务。

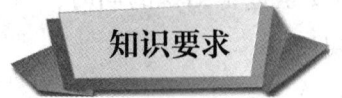

一、食品安全信息查询

食品安全信息查询是指查阅由食品安全监管部门、组织或机构负责检验、收集、获取并对外发布的,与食品安全密切相关的书籍、文件、多媒体资料等的过程。食品安全信息应当具备真实、准确、适用、及时等特点。

我国对食品安全高度重视,经过数十年的努力发展和建设,建立了较为完善的食品安全信息查询服务体系。该体系包括国家和地方监管部门官方信息发布与查询平台、行业协会的食品安全信息发布与查询平台、专业从事食品安全信息咨询与服务的企业平台。

二、食品安全信息数据整理方法

数据整理是对调查、观察、实验等研究活动中所收集到的资料进行检验、归类编码和数字编码的过程,结合数据反映的食品安全危害对食品品质的影响趋势,可以为食品安全风险监测与预警提供数据支撑。

常见的基本数据整理方法包括归纳法和演绎法。归纳法在实际生活中应用较为广泛的是直方图,演绎法中的线性回归分析常用于实验数据的统计分析处理。本单元主要介绍归纳法中常用的直方图。

1. 直方图的概念

直方图又称质量分布图,是一种统计报告图,由一系列高度不等的纵向条纹或线段表示数据的分布情况。一般用横轴表示数据类型,纵轴表示分布情况。

直方图可用于研究食品质量的分布状况,是一种判断食品生产、加工、销售以及抽样产品质量是否处于正常状态的重要数据整理方法。

2. 直方图的制作方法

(1)集中和记录数据,求出最大值和最小值。数据的数量应在 100 个以上,在数量不多的情况下,至少也应在 50 个以上。把分成组的个数称为组数,每一组的两个端点的差称为组距。

(2)将数据分成若干组,并做好记号。分组的数量在 5~12 较为适宜。

(3)计算组距的宽度。用最大值和最小值之差去除组数,求出组距的宽度。

(4)计算各组的界限位。各组的界限位可以从第一组开始依次计算。第一组的下界限位为最小值减去最小测定单位的一半,第一组的上界限位为其下界限值加上组距;第二组的下界限位为第一组的上界限值,第二组的下界限值加上组距,就是第二组的上界限位,依此类推。

(5)统计各组数据出现频数,制作频数分布表。

(6)作直方图。以组距为底长,以频数为高,制作各组的矩形图。

3. 直方图的作用

直方图的作用包括三个方面：第一个方面是能显示食品质量波动状况；第二个方面是能较为直观地传递有关过程质量状况的信息；第三个方面是能通过研究质量波动状况并掌握过程质量状况来确定问题并采取有效措施进行产品质量改进工作，从而更好地控制食品质量，为食品安全风险评估与预测提供数据支持。

直方图绘制完成后要进一步对它进行观察和分析。在正常生产条件下，如果所得到的直方图不是标准形状，或者虽是标准形状但其分布范围不合理，就要分析原因，并采取相应措施解决问题。

三、食品安全信息咨询

信息咨询是一种基于信息收集、加工、传递、有效利用和反馈的业务活动。食品安全信息咨询是通过利用各种信息处理技术，对食品安全相关信息开展收集、加工、整理、分析、传递，向客户（政府部门、行业企业、消费者）提供解决问题的方案、策略、建议、规划或措施等信息的业务活动。

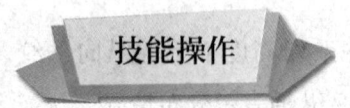

技能操作

食品安全信息查询

一、操作目的

通过技能训练，学会利用国家市场监督管理总局官方平台查询食品安全信息。

二、操作步骤

步骤1　确定查询对象和查询内容。若对查询对象或内容不是很清楚，也可以利用关键信息进行查询。

步骤2　登录国家市场监督管理总局官方网站，单击首页"服务"模块，进入国家市场监督管理总局政务服务平台。

步骤3　单击进入"我要查"界面，在十一个查询模块中选择合适的模块进行查询。

步骤4　食品安全信息查询通常选择"食品"模块，可以查询食品安全抽检结果、特殊食品信息、食品经营许可获证企业信息等。

步骤 5　可以采用"普通检索"和"高级检索"等模式进行信息查询。

三、注意事项

1. 各级食品安全监管部门官网均有食品安全信息查询平台，且登录入口均在官网首页显著位置，便于查找和使用。

2. 行业中从事信息咨询和行业情报搜集的企业，对所拥有的相关数据具有独立的知识产权，所以消费者在信息查询中若使用这些企业的信息平台需要支付一定的费用。

培训单元 3　食品安全自我防护与救助

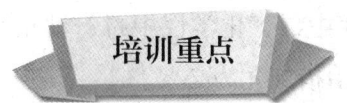

1. 了解食品安全自我防护的原则与方法。
2. 能提供食品安全自我防护与救助服务。

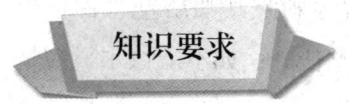

一、食品安全自我防护的原则与方法

加强个人食品安全、卫生意识，掌握基本的食品安全法律法规知识，让消费群体掌握食品安全自我防护方法，对食品安全、食品卫生、食品来源等产生科学的认识，是构建食品安全监督管理体系的重要组成部分。

1. 掌握必要的食品安全鉴别知识和手段

采购蔬菜肉类须在正规场所和途径购买。购买包装食品要留意食品生产日期和保质期等相关信息，观察包装是否存在胀包和漏气等问题，避免购买过期或即将过期的食品。采购食材可以索取收据小票，有质量问题可以及时到购买点进行退换。

2. 做好个人卫生清洁和食品清洁

购买的食材要清洁干净，果蔬须用水浸泡以减少农药残留，肉类食材应留意是否有异样，多余食材及时放入冰箱。烹饪食物（特别是肉类）要煮熟煮透，以有效杀灭致病菌。

3. 在外参与餐饮活动选择正规营业餐厅和场所

应养成良好的就餐习惯，少去或者不去卫生条件不达标的地方就餐，不食用野味，留意就餐场所卫生条件和食物是否有合规。

4. 加强食品安全等相关法律法规的认识

食品安全是社会问题，每个人都是参与者和监督者。在遇到食品安全问题时，可以利用法律维护自身合法权益，遇到违法违规的食品企业或者餐饮机构，要及时进行上报或者反馈。

二、常见的食物中毒救助措施

食物中毒是常见的食品安全事故，主要包括细菌性中毒、化学性中毒、动植物毒素中毒等。在日常生活中，掌握常见的食物中毒救治措施尤为必要。

1. 细菌性中毒及救助

细菌性中毒会导致人体电解质紊乱和酸中毒的发生，临床表现为急性肠胃炎症状，如处理不及时，则很有可能会对人的生命安全造成威胁。

发生细菌性中毒者，如没有呕吐，可用筷子、手指等刺激其咽后壁、舌根催吐；若中毒者能饮水，应多饮茶水、淡盐水以补充水分及盐分；如不能饮水，应送往医院就诊。

2. 化学性中毒及救助

常见的化学性中毒主要包括摄入农药、重金属、亚硝酸盐导致的人体中毒，其中亚硝酸盐中毒最为常见。吃剩的隔夜蔬菜中含有较多的亚硝酸盐，若大量摄入剩菜和腌制食品或误将亚硝酸钠当食盐使用均会导致亚硝酸盐中毒。

一旦发现有人亚硝酸盐中毒，可用手指或筷子催吐，然后饮服温开水反复催吐，直至呕吐物为清水。严重者可给予吸氧并服用维生素C，应快速将病人送往医院就诊。

3. 动植物毒素中毒及救助

动植物毒素中毒是指因误食有毒的动植物或食用方法不当而引起的食物中毒。常见的有河豚毒素中毒、马铃薯中毒等。

河豚毒素是一种神经毒素,对热稳定,烹调过程中很难去除。若发生河豚毒素中毒,应尽快催吐并立即送往医院进行洗胃、洗肠、导泻来排除毒物,接受专业的医疗救治和护理。

发芽的马铃薯特别是芽周呈青紫绿色的马铃薯,其龙葵素含量可达0.5%,大量食用可引起中毒,因此不得食用发芽的马铃薯。如一定要吃,可将芽周彻底挖掉,并用冷水浸泡30~40 min,煮熟食用,食用时放些醋,可加速对龙葵素的破坏。对于马铃薯中毒者,可用筷子、手指等刺激其咽部催吐,多饮白开水、糖水、浓茶或醋可以有效分解龙葵素,起到解毒作用。

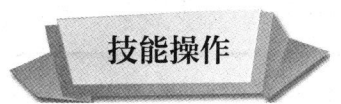

校园食品安全知识调研及分析

一、操作目的

通过技能训练,利用所学知识结合实际,设计调研问卷,完成调研任务,获取调研信息,形成调研报告,培养学生分析问题和解决问题的能力。

二、操作步骤

步骤1 组建食品安全知识调研与分析任务工作小组,确定小组成员,明确分工。

步骤2 确定调研对象,根据调研对象的身份特征进一步细化调研对象。

步骤3 结合调研对象状况,确定调研主要内容和食品安全知识调研范畴,设计调研问卷。

步骤4 通过问卷发放、校园走访、微信群、QQ群等渠道获取反馈信息,回收调研问卷。

步骤5 对问卷及反馈所获取的信息进行整理,结合调研主要目标和内容,运用统计学知识进行数据分析和数据处理。

步骤6 形成系统的调研报告,通过演示文稿展示校园食品安全知识现状。

步骤7 围绕现状和问题,探索解决问题的有效途径和措施。

三、注意事项

1. 调研问卷设计要合理,具有可操作性,知识点要覆盖重点、要点。

2. 调研问卷中涉及食品安全法律法规的内容要严谨、科学，不得出现违反国家法律法规的文字内容。

培训项目 4 意外伤害

培训单元 1　常见意外伤害基本知识

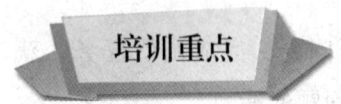

1. 掌握意外伤害的定义与要素。
2. 掌握常见意外伤害救助知识。

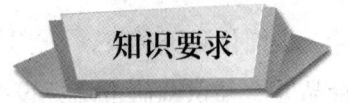

一、意外伤害的定义与要素

意外伤害是指因外来的、突发的、非本意的、非疾病的因素使身体受到伤害的客观事件。

1. 意外伤害的四个要素

（1）外来的

指意外伤害是身体外部原因造成的，如食物中毒、失足落水等。

（2）突发的

指意外伤害在极短时间内发生，来不及预防，如行人突然被汽车撞倒。而铅中毒、矽肺等职业病虽然是外来致害物质对人体造成侵害，但由于是逐步造成的，而且是可以预见和预防的，因此不属于意外伤害。

（3）非本意的

指意外伤害是预料外的和非故意的，有些意外伤害是可以预料到并避免的，但由于疏忽而导致发生，如在停电时未切断电源线路，后因恢复供电而触电身亡。

（4）非疾病的

指意外伤害是非疾病引发的身体伤害。

2. 常见的意外伤害

常见的意外伤害包括：电击伤、骨折、溺水、气管异物、眼外伤、喉外伤、交通事故、烧伤、烫伤以及食物、药物、化学物质中毒等。

二、常见意外伤害救助知识

在遇到他人遭受意外伤害时，应先拨打120，若情况可能危及生命安全，可凭借救助知识实行紧急救助。

1. 溺水的救助

（1）伏膝倒水法

施救者一条腿跪地，另一条腿屈膝，将溺水者的上腹部放于屈膝的腿上，令其头部自然下垂，然后用手反复按压其背部，使呼吸道和消化道的水倒排出来。

（2）背驮倒水法

此方法多适用于儿童。施救者肩扛溺水者上腹部，将其上身背到背后，用手抱紧其双腿，在原地上下抖动或跑动，帮助溺水者把肺泡和呼吸道的水倒出。

2. 骨折的救助

如果伤口出血，应该先止血再进行骨折固定。如无专用夹板，应用木板、纸箱等器材做固定物固定伤肢，不要试图扭动或复位伤肢。固定物应该扶托整个伤肢，包括骨折断端的上下关节。固定时应该在骨突处用棉花或布片等柔软物垫好。固定骨折的绷带松紧应适度，并露出手指或脚趾尖。

（1）肱骨骨折时，应该使伤员手臂呈曲肘状，用两块夹板固定，夹板与皮肤间加垫，一块放在上臂内侧，另一块放在外侧，用绷带固定。

（2）大腿骨折时，用两块夹板固定，外侧夹板长度上至腋窝，下至外踝，内侧夹板上至大腿根部，下至内踝，夹板与皮肤间加垫，用绷带或三角巾固定。

（3）脊柱骨折时，严禁随意移动，至少需要三到四个人在保持脊柱轴向运动的情况下，将伤员放到硬质担架上尽快送到医院。

（4）颈椎骨折时，应该让伤员平躺，将沙土袋放置在伤员颈部两侧，使颈部固定不动。

（5）腰椎骨折时，应该把伤员平放在硬木板上，并把腰椎躯干及两下肢一同进行固定。搬运时应该多人合作，保持平稳。

（6）对发生开放性骨折，同时伴有大出血的伤员，要先止血再固定，并用干净布片或纱布覆盖伤口，然后迅速送到医院救治。不要把外露的断骨推回伤口。

3. 猫狗咬伤处理

（1）清洗伤口

被猫狗咬伤后应立即、就地用流动水清洗伤口 5~10 min，如伤口较深，要注意清洗深处。冲洗的水量要大，水流要急，最好是对着水龙头用急水冲洗。

（2）暴露伤口

在冲洗时要把伤口扩大，让内部充分暴露，并用力挤压周围软组织。注意伤口不可包扎，除了伤口大且伤及血管需要止血外，一般不要上任何药物。

（3）迅速就医

社群健康助理员应指导伤者迅速就医，并根据伤口情况配合医院进行相关疫苗的接种。

4. 烧伤及烫伤处理

（1）迅速脱离热源。

（2）冷水冲洗，用 15 ℃的自来水或冰水，冲洗或浸泡 20 min 左右。

（3）为避免急救途中被污染，烧伤创面可进行简单包扎或外裹一层干净的布料。

三、常见意外伤害信息咨询

熟练掌握常见意外伤害的种类、成因及简单处理方法，当遇到群众咨询时应予以解答。如遇到无法解答的问题时，应主动向社区其他工作人员咨询或致电 12320 热线。利用网络检索时也应保证信息来源的准确性和权威性。

培训单元 2　常见意外伤害风险和处置

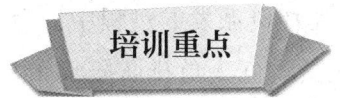

1. 掌握常见意外伤害风险因素。
2. 掌握常见意外伤害风险处置方法。
3. 掌握常见意外伤害信息查询和数据管理。

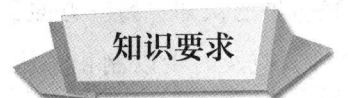

一、常见意外伤害风险因素

意外伤害事件具有偶发性，对其进行风险识别具有重要意义。常见的意外伤害风险因素如下。

1. 辖区内居民的健康素养水平

健康素养水平高的区域，居民有较强的风险因素识别能力，意外伤害发生率较低。如果辖区内老年人、儿童的比例较高，则发生意外伤害的风险也相对增高。

2. 组织管理因素

辖区内对交通、宠物、社区环境、消防、公共设施等方面的管理是否到位也会影响意外伤害风险的发生。例如，如果辖区内犬类未严格实行登记制度，遛狗时也未严格落实拴绳规定，则可能会发生犬类伤人事件。

3. 安全防范意识

社区开展安全防范教育的程度、频次与意外伤害发生存在一定的关联。

在工作中需要根据意外伤害风险因素的类型，对可能造成意外伤害的风险加以识别，并建立台账管理制度。

二、常见意外伤害风险处置方法

1. 风险回避

当预判到开展某些大型活动可能会造成意外伤害的发生时,可通过改变举办方案的方式回避风险。例如,举办社区活动可能会导致人员过于密集,可通过限制参加人员数量来降低新型冠状病毒感染风险。再如,在物资派发的过程中,为防止发生人员过多导致老人、儿童摔倒,可指定工作人员设立人员排队隔离带,降低相互拥挤的风险。

2. 风险降低

风险降低是指对于还没有发生的风险进行防范,或当意外伤害已经发生后对损失进行减轻的一种方式,这也是实际风险应对过程中经常用到的一种方式。一方面,要开展安全意识教育常态化工作,增加居民对自我防护的认知;另一方面,如有出现意外伤害的趋势或者已经发生个别意外伤害事件,应及时予以制止,从而避免发生更严重的意外伤害事件。例如,社区的健身器材应设置安全警示牌,在天气异常或出现其他隐患时应及时停止使用。

3. 风险转移

倡导老人、儿童及其他特殊群体等容易发生意外伤害的人员购买商业类意外伤害保险。

三、常见意外伤害信息查询和数据管理

建立社区意外伤害数据管理台账,对发生的意外伤害事件应及时、准确、完整地记录,并按照要求上报给社区卫生部门。同时,了解意外伤害信息和文献的网络检索方法,并将相关信息应用到辖区内意外伤害的预防和管理中。

 **相关链接**

常用止血方法

1. 加压包扎法

加压包扎法对于大多数体表和四肢出血来说是最常用、有效、安全的方

法。具体操作方法为：用消毒的纱布垫（在急救情况下可用清洁布类）将伤口覆盖，再绷扎以增强压力，绷扎的松紧度以能起到止血作用为宜，不可过紧。同时应抬高患肢，防止因静脉回流受阻而增加出血量。

2. 指压法

指压法是指用手指、手掌或拳头压迫伤口近心端动脉经过骨骼表面的部位，以阻断血液流通，达到临时止血的目的。该法适用于中等或较大动脉出血以及较大范围的静脉和毛细血管出血。指压法止血属应急措施，因动脉有侧支循环，故效果有限，应根据现场情况及时改用其他止血方法。实施指压法止血，急救者应正确掌握四肢等处的血管路径和体表标志。

常见部位的指压点及方法如下：

（1）头顶部出血：压迫同侧耳屏前方颧弓根部的搏动点（颞浅动脉），将动脉压向颞骨。

（2）头后部出血：压迫同侧耳后乳突下稍往后的搏动点（耳后动脉），将动脉压向乳突。

（3）颜面部出血：压迫同侧下颌骨下缘、咬肌前缘的搏动点（面动脉），将动脉压向下颌骨。

（4）头颈部出血：可用拇指或其他四指压迫同侧气管外侧与胸锁乳突肌前缘中点之间的强搏动点（颈总动脉），用力压向颈椎横突处。压迫颈总动脉止血应慎重，绝对禁止同时压迫双侧颈总动脉，以防止伤员因脑缺氧而致昏迷以及因刺激颈动脉窦压力感受器而致心跳骤停。

（5）肩部、腋部出血：压迫同侧锁骨上窝中部的搏动点（锁骨下动脉），将动脉压向第一肋骨。

（6）前臂出血：压迫肱二头肌内侧沟中部的搏动点（肱动脉），用四指指腹将动脉压向肱骨干。

（7）手部出血：压迫手腕横纹稍上处的内、外侧搏动点（尺、桡动脉），将动脉分别压向尺骨和桡骨。

（8）大腿出血：压迫腹股沟中点稍下部的强搏动点（股动脉），可用拳头或双手拇指交叠用力将动脉压向耻骨上支。

(9) 小腿出血：在腘窝中部压迫腘动脉。

(10) 足部出血：压迫足背中部近脚踝处的搏动点（胫前动脉），足跟内侧与内踝之间的搏动点（胫后动脉）。

3. 填塞止血法

填塞止血法是指用无菌敷料填入伤口内压紧，外加敷料加压包扎的方法。此方法应用范围较窄，仅在腋窝、肩部、大腿根部出血，且用指压法或加压包扎法难以止血时使用。该法在清创取出填塞物时有导致再次大出血的可能，应尽快进行手术彻底止血。

4. 止血带止血法

止血带止血法一般只适用于四肢较大动脉破裂出血，且上述方法均不能有效止血时。如止血带压力大，容易损伤局部组织，结扎止血带部位以下血流被阻断，会造成组织缺血，时间长了会引起组织坏死；如止血带压力较小，对组织损伤虽小，却达不到止血的目的。因此，正确使用止血带可挽救生命和肢体，但使用不当会造成严重的出血、肢体缺血坏死以致截肢等严重后果。若非四肢大动脉出血或加压包扎即可止血的，均不应使用止血带止血。

(1) 止血带的选择

专用止血带主要有充气止血带和橡皮止血带两种。充气止血带弹性好、压力均匀、压迫面积大，可控制压力，对组织损伤小，易于定时放松及有效控制止血，较其他止血带效果更佳。橡皮止血带易携带和发放、弹性好、易勒闭血管，但压迫面积细狭，易导致组织损伤。紧急情况下也可因地制宜，选用三角巾、绷带、布带等代替止血带。

(2) 止血带使用部位

止血带只适用于四肢创伤性动脉止血，原则上应在出血点稍上方使用。但前臂和小腿因血管在双骨间通行，结扎止血带不仅达不到止血目的，还会造成局部组织的损伤。因此，一般结扎止血带的部位是：上肢出血应扎在上臂的上 1/2 处，下肢出血应扎在大腿的上 1/3 处。

(3) 操作方法

上止血带前，先将患肢抬高 2 min，使血液尽量回流后，在肢体适当的部位，平整地裹上一块毛巾或棉布，然后上止血带。上橡皮止血带时，以左手拇指、中指和食指持住一端，右手紧拉止血带另一端绕肢体一圈，并压住左手持的一端，然后绕一圈，再将右手所持一端交左手食指、中指夹住，并从两圈止血带间拉过去，使之形成一个活结。

(4) 使用止血带的注意事项

1) 准确记录上止血带的时间。止血带是应急措施，具有一定的危险性。上止血带时间过长（超过 5 h）会引起肌肉坏死、神经麻痹、厌氧菌感染等。因此，只有在十分必要时才使用，并应准确记录上止血带的时间，同时紧急送往医院。应尽量缩短使用时间，如超过 1 h，则应每小时放松 5 min，即便出血情况较严重，最长也不宜超过 5 h。

2) 止血带的标准压力。上肢为 33.3~40 kPa，下肢为 53.3~66.7 kPa，无压力表时以刚好止住出血为宜。

3) 止血带不可直接缠在皮肤上，必须要有衬垫。

4) 在松解止血带之前，要在建立静脉通道、充分补液并准备好止血器材的基础上再松止血带。

常用包扎方法

1. 绷带包扎

(1) 环形包扎法

将绷带环形重叠缠绕即为环形包扎法。通常第一圈环绕稍倾斜，第二圈后将第一圈斜角压于环形圈内，最后将尾部撕开打结。该法多用于腕部、腰部的包扎。

(2) 螺旋包扎法

先按环形包扎法缠绕数圈，然后每圈压着前圈的 1/3 形成螺旋形即为螺旋包扎法。该法多用于躯干和四肢的包扎。

(3) 螺旋反折法

先按螺旋形缠绕，绕到渐粗的部位就每圈把绷带反折一下，盖住前圈的 2/3，由下而上缠绕即成。该法多用于粗细不均部位的包扎。

(4)"8"字形包扎法

先按环形包扎法缠绕数圈后,斜过关节时,上下交替于关节处交叉,并压住前圈的1/3,再由上至下呈"8"字形来回缠绕。该法多用于关节处的包扎。

(5)使用绷带的注意事项

1)包扎不宜过紧,以免压迫组织引起局部肿胀。

2)包扎四肢时应将指(趾)端外露,观察血液循环状况。

3)包扎时伤口应用无菌敷料盖住,并从远端往近端缠绕。

4)不要使用潮湿的绷带,以免干燥后收缩导致包扎过紧。

5)在肢体的骨隆突处应垫棉垫。

2. 三角巾包扎

三角巾应用广泛,可用于身体不同部位的包扎,其包扎面积大,使用方便灵活,是一种常用的包扎用品。使用三角巾进行包扎的方法较多,目前常用的有以下几种。

(1)头面部的包扎

可根据伤口的位置选用风帽式包扎法、面具式包扎法、普通头部包扎法和普通面部包扎法。

(2)胸(背)部的包扎

可将三角巾顶角放在伤侧肩上,将底边围在背后打结,然后拉到肩部与顶角打结包扎。也可将两块三角巾顶角打结,呈蝴蝶巾状,采用蝴蝶式包扎法。还可将三角巾绕会阴部后打结,以包扎会阴部、臀部伤口。

(3)四肢的包扎

将患手或足放在三角巾中,顶角向前拉到手背或足背,然后将底边缠绕打结固定。